W0086887

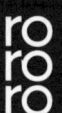

ro
ro
ro

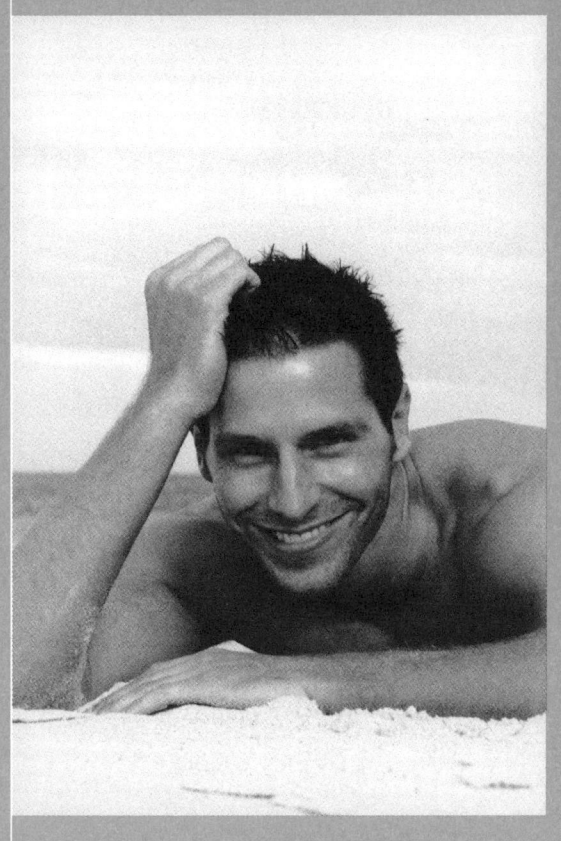

ro
ro
ro

Zu diesem Buch

Die Zeiten, in denen man bei den Männern außer ihrer Zahnbürste vielleicht noch einen Rasierapparat im Bad finden konnte, sind lange vorbei, denn: ein gepflegter Body ist angesagt. Aber keine Panik, Männer! Ab heute heißt es nicht: rein in die teure Parfümerie und dann viel Zeit für das Stylingprogramm vor dem Spiegel investieren. Wie so oft, sind es die einfachen, kleinen Tricks, die die Attraktivität fördern und die Lust am eigenen Körper steigern. All das findet sich in diesem Pflege-Guide. Du siehst gut aus!, ein Kompliment, das Sie nun öfter hören werden.

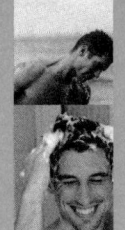

Men's Health

ASTRID WRONSKY

Du siehst gut aus!

DER PFLEGE-GUIDE FÜR MÄNNER

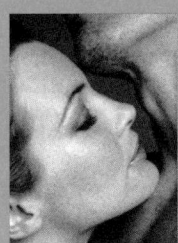

Mit einem Vorwort von
Reinhold Beckmann

Fotos von Uwe Krejci

Rowohlt Taschenbuch Verlag

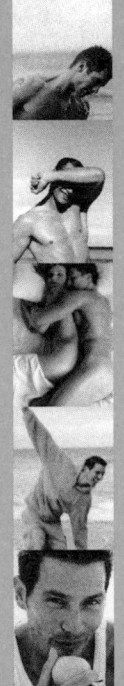

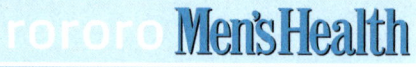

rororo Men'sHealth

Lektorat Bernd Gottwald

6. Auflage September 2003

Originalausgabe

Veröffentlicht im Rowohlt

Taschenbuch Verlag GmbH,

Reinbek bei Hamburg, November 1999

Copyright © 1999 by

Rowohlt Taschenbuch Verlag GmbH,

Reinbek bei Hamburg

Redaktion Christine Tsolodimos / Katrin Helmstedt

Umschlaggestaltung Barbara Thoben

(Umschlagfotos Uwe Krejci)

Innengestaltung Daniel Sauthoff, Hamburg

Satz Photina MT etc. auf QuarkXPress™ 4.02

Gesamtherstellung Clausen & Bosse, Leck

Printed in Germany

ISBN 3 499 60848 0

Inhaltsverzeichnis

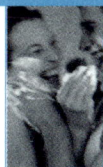
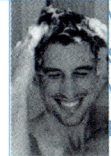

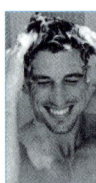

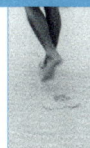
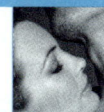
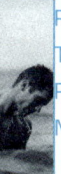
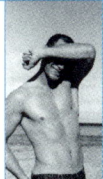
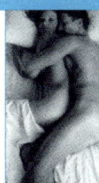

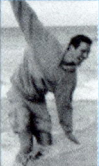
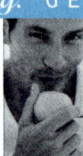
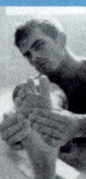

Der Volksmund dichtet: «Sauberkeit erspart in Freuden Peinlichkeit.» Das hört sich selbstverständlich an, hat sich aber anscheinend noch nicht bis in die letzte Achselhöhle herumgesprochen. Noch immer werden Zahnbürsten bis zur letzten Borste heruntergeschrubbt, Unterhosen alle drei Tage gewechselt und Socken statt gewaschen ausgeklopft.

Das Leben stellt Ansprüche an uns Männer, wer nicht gleich unten durch sein will, muß was aus sich machen. Ich spreche nicht von 300 Kniebeugen am Tag, vom dreimaligen Hemdenwechseln, von Kraftraum und Turbobräunern. In diesem Buch erfahren Sie zum Beispiel, daß wir uns aus gesundheitlichen Gründen die Sonnenbänke lieber sparen sollten. Und da wir unter uns sind: Wußten Sie, daß wir uns auch die geliebte Zeitung auf dem Klo besser sparen sollten, weil kurz besser ist als lang? Das Buch sorgt für saubere Verhältnisse. Es will uns nicht stundenlang an den Schminkspiegel fesseln oder uns in schicke Parfümerien locken. Wie so oft sind es die einfachen kleinen Tricks und Hilfen, die das Leben verschönern und uns attraktiver machen.

Wie vermeiden wir unangenehmen Mundgeruch, was hilft gegen Haarausfall, wie dusche ich so, daß meine Haut geschont wird, und wie verhalte ich mich richtig, falls nach all den Jahren doch wieder ein Pickel leuchtet? Selbst über das richtige Rasieren werden Sie noch Neuigkeiten erfahren. Die Autorin Astrid Wronsky, langjährige Fachfrau in

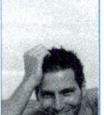

Sachen Beauty und Wellness hat all dies zusammengestellt, um unser Wohlbefinden zu steigern. Ihren Ratschlägen und Tips zu folgen macht Spaß, weil man sehr schnell von der Richtigkeit ihrer Recherche überzeugt wird.

Das Schlechte an dem Buch ist, daß es sofort von Ihrer Frau in Beschlag genommen wird. Schließen Sie es nicht weg, machen Sie es zum Geschenk.

Viel Spaß beim Schmökern!

Ihr Reinhold Beckmann

Waschbrett-Bauch, glatte Gesichtshaut, ein top-modischer Haarschnitt? Echte Attraktivität ist unabhängig von solchen äußerlichen Merkmalen und dem jeweils geltenden Schönheitsideal. Deshalb geht es in diesem Buch gar nicht vorrangig um die schöne Schale. Ich möchte Sie einladen, sich selbst zu verwöhnen und Ihrem Körper etwas Gutes zu tun.

Sie werden jede Menge Anregungen für Ihre ganz persönliche, effektive und dabei unkomplizierte Wohlfühl-Pflege finden. Nichts davon ist ein Muß – nehmen Sie das Buch bitte nicht als Pflichtprogramm, machen Sie sich keinen Streß, und haben Sie bloß nicht den Anspruch an sich selbst, alles auf einmal umzusetzen! Doch wenn Sie den einen oder anderen Tip ausprobieren, werden Sie feststellen: Da werden ungeahnte Energien frei, und Spaß macht es auch. Ganz nebenbei werden Sie bald frischer und erholter aussehen und sich auch besser fühlen.

Wenn Sie mal in einer Parfümerie oder einem Drogeriemarkt stöbern, werden Sie staunen, wie viele Pflegeprodukte für Männer bereits auf dem Markt sind. Aus gutem Grund: Sich um den eigenen Körper, das eigene Wohlbefinden zu kümmern liegt im Trend, auch bei Männern. Und jeder Mensch hat seine individuellen Bedürfnisse, die sich von Zeit zu Zeit verändern. Deshalb enthält dieses Buch eine ganze Menge von Informationen, Empfehlungen und Tips. Nehmen Sie sich immer einmal wieder ein Kapitel vor, und lassen Sie sich inspirieren. Und wenn Ihre Partnerin das nächste ein «Beauty-Wochenende» einlegt, haben Sie vielleicht Lust mitzumachen!

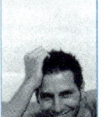

Das Gesicht:
VERSTECKEN GEHT NICHT

Ihnen geht's rundum gut?
Das sieht man Ihrem Gesicht
an, denn die Haut ist der
Spiegel der Seele und auch
der körperlichen Gesundheit.
Was Sie von außen für Ihr
Wohlergehen und für Ihr
Gesicht tun können, erfah-
ren Sie hier.

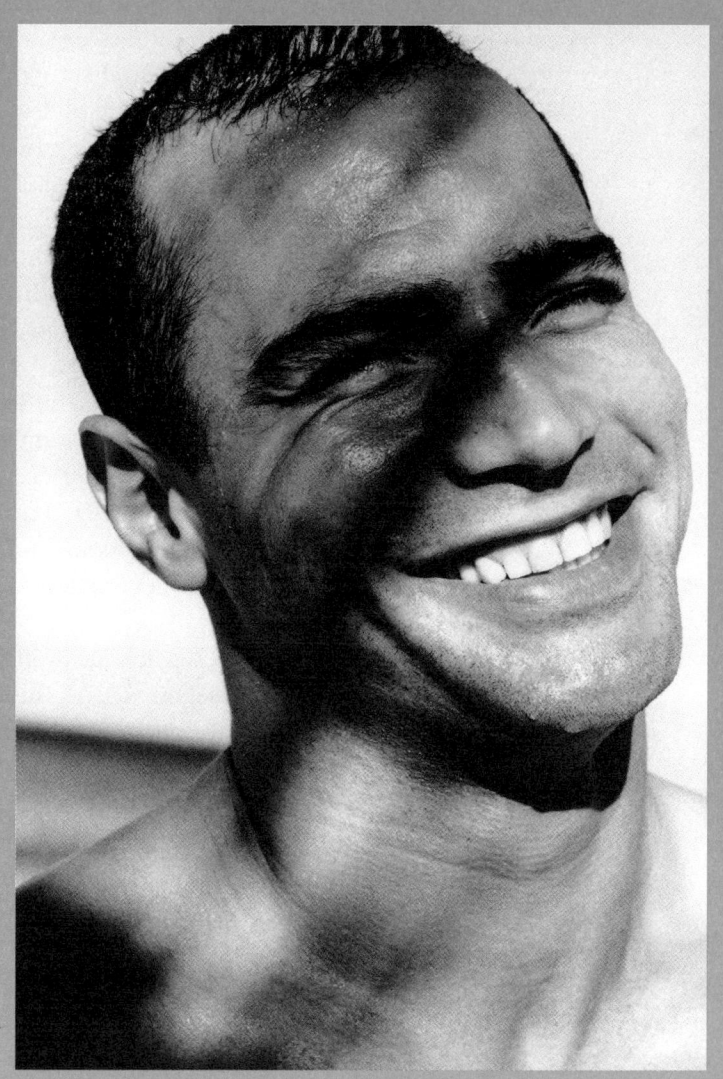

Sie ahnen gar nicht, wie frisch und glatt Ihre Haut aussehen kann! Und Sie ahnen gar nicht, wie einfach es ist, die kleinen Geheimnisse der Schönheit für sich zu nutzen. Ein paar Basis-Infos vorweg, und dann kann es losgehen:

Haut ist nicht gleich Haut. Jeder Mensch hat eine andere (Seite 15). Im Sommer fühlt die Haut sich anders an und braucht andere Pflege als im Winter. Die Gesichtshaut ist anders als die am Körper und ohnehin ein Kapitel für sich. Glänzend auf der Nase, trocken an den Wangen, insgesamt hochsensibel – das ist normal. Denn das Gesicht ist ohne schützende Kleidung das ganze Jahr über Licht, Sonne, Feuchtigkeit und auch den Luftverhältnissen in der Wohnung oder am Arbeitsplatz ausgesetzt.

Hinzu kommen eine Vielzahl innerer und äußerer Faktoren, die den Zustand der Haut insgesamt verändern. Beispiele: Kälte, Hitze, Wind, Klimaanlagen, Heizungsluft, Sonne, Strahlung, Luftfeuchtigkeit, Schlaf, Ernährung, Genußmittel, Medikamente, Gesundheitszustand, psychische Verfassung, Streß, Alter, Sport, Pflegeweise und -produkte.

Zu mindestens zwei Dritteln werden die Stoffwechselprozesse und damit das Aussehen der Haut von der Ernährung, der Lebensführung sowie Umwelteinflüssen bestimmt. Das Wunderbare dabei: Diese Wirkungen können Sie selbst ganz wesentlich beeinflussen – schaffen Sie sich Ihre Traumhaut! Es lohnt sich, die «Hautpflege von innen» ernst zu nehmen. Reine «Oberflächenwartung», mag sie auch perfekt sein, reicht für Wohlbefinden und ein frisches Aussehen nicht aus.

Wie Ihre Haut aussieht, können Sie zum größten Teil selbst beeinflussen

Fettreiche/ölige Haut

Der häufigste Hauttyp bei Männern, auf einen Blick am Glanz zu identifizieren. Fettige Haut sieht meist glatt aus und hat wenig Falten. Dafür neigt sie zu Unreinheiten (Mitesser, Pickel) und großen Poren. Wichtig ist vor allem regelmäßige, gründliche Reinigung (Seite 19) und eine leichte Feuchtigkeitscreme.

Normale Haut

Ein Geschenk! Normale Haut ist glatt, frisch ... einfach toll. Kinder sind damit gesegnet, mit zunehmendem Alter ist sie das Ergebnis erstklassiger Pflege. Wichtig: ausreichend Feuchtigkeit zuführen.

Dickes Fell

Männerhaut ist im allgemeinen eher fettig und robust. Die Talgdrüsensekretion (sprich: Fettproduktion) ist im Schnitt deutlich höher als bei Frauen. Deshalb neigt die Haut der meisten Männer eher zu Unreinheiten, aber weniger zu Falten. Genauer gesagt: Männer bekommen ihre Falten später – ab 40 bis 45 ist es soweit – dafür aber rapide. Die Haut altert dann sogar schneller als bei Frauen.

Mischhaut

Zu erkennen an einer fettreichen «T-Zone» (Stirn, Nase, Kinn) und einer trockeneren Wangen- und Augenpartie. Auch dieser Hauttyp kommt häufiger vor. Pflegetip: Das «ölige» Gebiet mit leicht alkoholhaltigem Gesichtswasser nachreinigen, die «Trockenregionen» mit Pflegecreme versorgen.

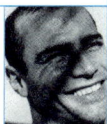

Trockene, empfindliche Haut

So eine Haut braucht Zartgefühl! Sie spannt leicht, etwa nach dem Waschen oder bei Kälte, neigt zum Juckreiz und schuppt zeitweise. Einzelne Partien – häufig die Region, die täglich rasiert wird – sind leicht gerötet und gereizt und brennen. Mögliche Ursachen sind falsche Pflege, aggressive, äußere Einflüsse, die sogar robuste Männerhaut aus dem Lot bringen (extreme Kälte, Sonne, Klimaanlagen u.a.), oder auch eine angeborene Neigung zu Hauterkrankungen wie zum Beispiel Neurodermitis. Eine wichtige Rolle spielen auch die «inneren Einflüsse» (Seite 17).

Menschen mit trockener Haut bekommen früher Falten, haben aber seltener Probleme mit Pickeln oder Mitessern, weil die Haut sehr feinporig ist.

Empfindliche Haut braucht hautberuhigende, feuchtigkeitsspendende, seltener leicht fetthaltige Spezialprodukte ohne Reizstoffe wie Parfüm, Alkohol und Konservierungsmittel.

Allergische Haut

Ein Problem, das immer häufiger auftritt, weil die Menge der Chemikalien und anderen Substanzen, mit denen wir täglich in Berührung kommen, ständig steigt. Allergische Reaktionen (Reizung, Rötung, Hautjucken u.a.) können zum Beispiel durch die Wirksubstanzen von Kosmetika und Pflegemitteln, vor allem aber durch Zusatz- und Hilfsstoffe ausgelöst werden. Dazu gehören alle Arten von Duftstoffen (chemische wie natürliche), optische Aufheller (z.B. in Seifen) sowie Farb- und Konservierungsstoffe.

Allerdings ist nicht jede Rötung oder Reizung der Haut eine Allergie. Ob Sie gegen eine bestimmte Substanz allergisch sind – das kann übrigens auch ein Wirkstoff sein, den Sie bisher immer problemlos vertragen haben –, läßt sich durch einen Test beim Hautarzt feststellen.

Das beste Gegenmittel bei Allergien: die «schuldige» Substanz nach Möglichkeit meiden. «Abhärten» hilft nicht, sondern macht es nur noch schlimmer.

Bei Allergien hilft eine gesunde Lebensweise

Achten Sie auf regelmäßige Hautpflege – auch und vor allem «von innen». Mit gesunder Ernährung (Seite 152), ausreichend Bewegung und Zurückhaltung beim Rauchen, beim Alkohol sowie anderen Genußmitteln tun Sie auch Ihrer Haut etwas Gutes.

Was außerdem hilft: Alltagsstreß abbauen und seelische Belastungen nicht verdrängen, sondern sich geeignete Hilfe holen, eventuell auch von Profis. Viele Menschen mit empfindlicher Haut haben auch sonst kein «dickes Fell». Stehen Sie dazu und sehen Sie's positiv: Diese «Warnfunktion» Ihres Körpers gibt Ihnen immer rechtzeitig Bescheid, wenn Sie sich überfordern.

Bei sensibler Haut

Viele Hersteller haben für empfindliche und allergische Haut besonders milde Präparate entwickelt, die als «hypoallergen» oder «dermatologisch getestet» ausgewiesen sind. Aber auch diese Produkte können (auch, wenn das selten vorkommt) die Haut reizen, weil letztlich jeder Mensch anders reagiert. Dann sollten Sie die Packung sofort umtauschen.

Allgemein gilt: Je weniger verschiedene Substanzen ein Produkt enthält (die Inhaltsstoffe stehen auf der Packung), desto geringer die Wahrscheinlichkeit, daß es die Haut reizt. Unparfümierte Artikel bergen ein geringeres Risiko, und Pflegemittel in Tuben enthalten grundsätzlich weniger Konservierungsstoffe. Der Grund: Wegen der kleineren Öffnung hält sich das Produkt besser als in einem offenen Tiegel.

Wenn Sie unsicher sind, welche Art der Pflege und welche Produkte für Ihre Haut geeignet sind, lassen Sie sich beraten, zum Beispiel von einem spezialisierten Hautarzt, einer medizinischen Kosmetikerin oder einem Heilpraktiker, der sich mit Hautproblemen auskennt. Solche Fachleute können eine genaue Hautanalyse erstellen, spezielle Produkte empfehlen und geben (hoffentlich!) auch Hinweise zur ganzheitlichen Hautpflege.

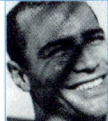

Die handelsüblichen Pflegeprodukte werden jeweils für die verschiedenen Hauttypen (Seite 15) angeboten. Wenn Sie normale oder eher fettige Haut haben, sind meist Produkte, die lediglich «für Männer» (und nicht z.B. extra «für fettige Haut») deklariert sind, goldrichtig. Auch davon gibt es allerdings eine ganze Menge. Deshalb lassen Sie sich am besten beraten, zum Beispiel in einer Parfümerie oder in einem guten Kaufhaus. Reformhäuser und Apotheken sind besonders zu empfehlen, wenn Sie spezielle medizinische Produkte für sehr empfindliche Haut suchen.

Produkte «für Männer» sind meist optimal

Am günstigsten einkaufen können Sie in Drogeriemärkten; eine Beratung bekommen Sie dort aber normalerweise nicht.

Beipackzettel

Wichtig: Bevor Sie ein neues Produkt kaufen, lesen Sie die Gebrauchsinformation des Herstellers, und schauen Sie auch vor der ersten Anwendung noch einmal hinein. Die Packungsbeilage enthält wichtige Informationen, etwa über die Zusammensetzung des Produkts, seine optimale Einwirkzeit (entscheidend zum Beispiel bei Masken und Ampullen) und eventuelle «Gegenanzeigen». (Manche Produkte sollen etwa bei Akne oder sehr empfindlicher Haut nicht angewendet werden.)

Achtung, jetzt kommt das Top-Geheimnis für eine frische Haut. Das Blitzprogramm, geeignet für jeden Hauttyp, umfaßt ganze drei Schritte und läßt sich mühelos in die tägliche Routine einbauen – genau wie Zähneputzen und Duschen!

1. Schritt: Reinigen

Das ultimative Erfolgsrezept für eine klare, glatte, gut aussehende Haut! Am besten zweimal täglich anwenden. Mit einer Reinigung nach dem Aufstehen befreien Sie Ihre Gesichtshaut von den «Altlasten», die über Nacht an die Oberfläche gekommen sind (im Schlaf aktiviert die Haut ihr Entgiftungsprogramm).

Tagsüber machen sich dann Schmutz, Schweiß und Hautfette auf Ihren Poren breit. Damit die Haut atmen und sich regenerieren kann, ist zur Nacht eine weitere Reinigung angesagt. Hinzu kommt, daß eine pflegende Gesichtscreme (Seite 20) auf der gereinigten Haut intensiver wirkt.

Das tägliche Programm gilt für jeden Hauttyp – auch für Ihren!

Wasser allein reicht nicht zum Säubern der Haut. Nehmen Sie ein mildes Reinigungsgel, eine -creme oder eine -seife speziell für das Gesicht. Finger weg von Duschgel oder Körperseife – beides ist viel zu aggressiv für die zarte Gesichtshaut! Und so geht's:

▽ Gesicht und Hals anfeuchten,
▽ eine kleine Menge (hochwertige Produkte sind extrem ergiebig) in die saubere, feuchte Handfläche geben,
▽ mit den Fingern der freien Hand aufschäumen,
▽ den Schaum gründlich, aber sanft in das Gesicht und den Hals einmassieren. Die Augenpartie unbedingt aussparen (etwa einen Fingerbreit Platz lassen) – sonst brennt's!
▽ Sorgfältig lauwarm oder kalt abspülen – Seifenreste bedeuten Streß für die Haut. Eine kalte Gesichtsdusche

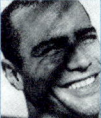

zum Schluß tut gut, weil sie die Poren schließt und die Durchblutung fördert.

▽ Mit einem sauberen Gesichtshandtuch abtrocknen. Dabei nicht rubbeln, sondern tupfen.

Das Ganze dauert nicht länger als 40 Sekunden. Zeitsparer können diese Art der Reinigung gleich beim Duschen erledigen.

Schonwaschgang

Für **trockene und/oder empfindliche Haut** eignet sich eine milde **Reinigungsmilch**. Sie braucht kein Wasser: Jeweils einen Spritzer auf ein Wattepad geben und gründlich über das Gesicht wischen - fertig! Bei Akne und Unreinheiten bitte ein besonders mildes Mittel nehmen und nicht zu stark reiben, damit die Haut heilen kann.

2. Schritt: Tonisieren

Gesichtswasser (Tonic) ist kein Luxus, sondern unentbehrlich für eine gesunde Haut! Mit dieser Erfrischung stellen Sie nach der Wäsche den natürlichen PH-Wert der Haut (Seite 78) wieder her. Dieser Säuremantel der Haut bindet Feuchtigkeit und wirkt wie ein Schutzschild gegen Belastungen von außen. Außerdem beseitigt ein Tonic hautreizende Wirkstoffe aus dem Leitungswasser, wie zum Beispiel Kalk und Salze. Und so geht's:

▷ Einige Tropfen Tonic auf ein Wattepad geben und über das ganze Gesicht verteilen (Augenpartie wieder auslassen). Zeitaufwand: 15 Sekunden.

Bei trockener, empfindlicher Haut Tonics mit Alkohol meiden. Bei Akne und Unreinheiten ist ein desinfizierendes Tonic ratsam.

3. Schritt: Feuchtigkeit zuführen

Brauchen Männer Gesichtscremes? Darüber streiten die Experten. Einige finden, Wasser und Luft seien für eine robuste Männerhaut Pflege genug (mehr hatten die Cowboys schließlich auch nicht – oder?!).

Andere Fachleute meinen: Schaden kann Hautpflege auf gar keinen Fall (wenn man die richtigen Mittel nimmt), die Haut sieht toll aus und fühlt sich gut an.

Fazit: Entscheiden Sie selbst. Sinnvoll ist das Cremen auf jeden Fall, wenn Ihre Haut empfindlich, trocken und/oder gestreßt ist, zum Beispiel durch Sonne, Salzwasser oder Kälte.

Männerhaut braucht Feuchtig-keit, kein Fett

Männerhaut braucht ein reines Feuchtigkeitsprodukt, keine Fettcreme. Bloß nicht die Bodylotion für das Gesicht «mitbenutzen». Wegen ihrer gröberen Zusammensetzung würde sie die empfindliche Gesichtshaut reizen.

Feuchtigkeitsmilch oder -creme morgens und/oder abends nach dem Reinigen und Tonisieren sanft einmassieren. Wenn die Haut leicht spannt, können Sie sich ruhig auch mehrmals täglich eincremen. Zeitaufwand: 15 Sekunden.

For ever young?

So bleibt Ihre Haut lange glatt:

Die menschliche Haut ist ein Phänomen: Sie glättet sich immner wieder aufs neue, hat ständig einen Vorrat an Feuchtigkeit und Fett parat und repariert kleine Schäden in kurzer Zeit ganz von allein. Leider, leider verlieren sich diese Fähigkeiten mit der Zeit. Spätestens ab 40 ist das deutlich zu sehen: Die Haut wirft Falten; «Charakter-Furchen» tun sich auf und verschwinden nicht wieder.

Schicksal? Nein – heute gibt es eine Vielzahl von Wirkstoffen und biochemischen Formeln, mit denen sich die natürliche Elastizität der Haut deutlich länger erhalten läßt. Vitamine, Sauerstoff und andere wichtige Nährstoffe können zum Teil sogar bis in die tieferen Hautschichten «geschleust» werden.

Wer seine Haut bereits in jungen Jahren vor Sonne schützt und gut pflegt, bremst den natürlichen Alterungsprozeß. Aber auch, wer erst später anfängt, sich um seine Haut zu kümmern, kann dann noch viel wiedergutmachen: Die Feuchtigkeit und die pflegenden Wirkstoffe in den Cremes und Lotionen glätten Trockenheitsfältchen, versorgen die Hautzellen mit Nährstoffen und können schädigende Umwelteinflüsse abwehren.

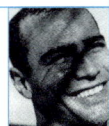

Wie gesagt, Männerhaut braucht vor allem Feuchtigkeit. Aber soll es nun eine Lotion, ein Moisturizer, ein Fluid, ein Gel, eine Männer-Tagespflegecreme oder eine Emulsion sein? Sie haben die freie Wahl. Denn mit all diesen Begriffen ist in etwa dasselbe gemeint: Produkte, die vor allem Feuchtigkeit enthalten.

Dagegen sind Salben reines Fett, und das sollten Sie lieber meiden. Männerhaut enthält normalerweise genügend Fett. Eine Überversorgung durch allzu fette Cremes führt langfristig zu Unreinheiten, Pickeln und zur Trockenheit (!) tieferer Hautschichten.

Wenn Sie ohnehin leicht glänzende Haut haben, nehmen Sie am besten eine mattierende Feuchtigkeitspflege und/oder eine Anti-Glanz-Tinktur (z.B. in Parfümerien); damit sind Sie den Glanz für einige Stunden los. Die Tinkturen eignen sich außerdem hervorragend für glänzende Kopfhautpartien.

Finger weg von den Pflegemitteln Ihrer Partnerin!

Pflegecremes für Frauen sind für Männerhaut meist nicht geeignet. Vergessen Sie also die heimliche Selbstbedienung an den Tiegeln der Freundin, und kaufen Sie sich lieber selbst ein gutes Pflegeprodukt für Männer. So eine Creme oder Lotion liefert Ihrer Haut neben Nährstoffen hauptsächlich Feuchtigkeit; sie zieht sofort und spurlos ein. Wetten, daß Sie damit gut aussehen?!

Fehlgriff

Wenn Sie die falsche Creme erwischt haben («zur Vorbeugung» beraten lassen), werden Sie das ganz schnell merken: Bleibt nach dem Eincremen ein Glanzfilm auf der Haut zurück, enthält die Creme zuviel Fett. Fühlt sich die Haut schon zwei Stunden nach dem Eincremen wieder trocken an und spannt, ist der Fettgehalt wahrscheinlich zu gering.

Die Haut erneuert sich ständig. Abgestorbene Zellen werden auf der Oberfläche abgelegt. Beim Reinigen des Gesichts entfernen wir immer nur einen Teil dieser «Abfälle». Wenn die restlichen Zellen zu lange auf der Hautoberfläche liegen bleiben, verhornen sie und legen die frische Schicht lahm.

Ein Peeling unterstützt den natürlichen Reinigungsprozeß der Haut: Abgenutzte Zellen werden behutsam abgeschliffen und dann zusammen mit dem Peeling abgespült. Das sanfte Rubbeln wirkt zugleich durchblutend wie eine Massage.

Ein Peeling bringt frische, klare Haut zum Vorschein

Der Effekt der Behandlung: Frische, klare, weiche Haut kommt zum Vorschein, Unreinheiten sind weniger zu sehen oder verschwinden sogar ganz. Die Haut nimmt Feuchtigkeit und Pflegeextrakte wieder besser auf. Bei der Naßrasur (Seite 45) gleitet die Klinge problemlos über die Wangen.

Peelings werden als Pasten in Tuben oder Tiegeln angeboten. Verzichten Sie auf Produkte mit scharfkantigen Schleifmitteln wie Sand oder Kernteilchen – sie reizen die Haut!

Sanfte Alternativen für empfindliche Haut sind Enzympeelings, die gar keine Schmirgelstoffe enthalten, oder aber Reinigungsmasken. Sie werden ohne Reiben aufgetragen und bleiben fünf bis zehn Minuten auf der Haut.

So wird's gemacht

▽ Ein Peeling möglichst abends nach der Reinigung anwenden – niemals direkt nach der Rasur. Auch hier gilt: Augenpartie unbedingt aussparen!

▽ Gesicht und Hals mit etwas Wasser anfeuchten.

▽ Eine hasel- bis walnußgroße Menge des Produkts verteilen. Um die Augen jeweils etwa zwei Fingerbreit freilassen.

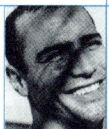

Fünf Minuten Pflege, und das
Gesicht sieht aus wie neu

▽ Das Peeling mit sanften (!), kreisenden Bewegungen der Fingerspitzen einrubbeln. Je sorgfältiger Sie arbeiten, desto sensationeller das Ergebnis!

▽ Mit reichlich kühlem Wasser abspülen, dabei unbedingt die Augen schließen, damit keine Schleifpartikel eindringen.

▽ Anschließend tonisieren (Seite 20), eincremen und genießen.

Alles in allem brauchen Sie für ein Peeling nicht mehr als fünf Minuten.

Sparsam schmirgeln

Peelings sollten möglichst regelmäßig angewendet werden, aber nicht häufiger als ein- bis höchstens zweimal im Monat. Denn auch das sanfteste Peeling reizt die empfindliche Gesichtshaut, die bei den meisten Männern bereits durch das tägliche Rasieren strapaziert wird. Hinzu kommt: Allzu häufiges Schmirgeln kurbelt die Fett- und Hornproduktion an. Statt des erhofften glatten Teints kann es dann unreine Haut geben.

MASKEN UND AMPULLEN:
Schönheitskur zu Hause

Sie haben einen anstrengenden Tag hinter sich, sind völlig übermüdet – und möchten bei einem entscheidenden Date dennoch blendend aussehen? Mit einer Maske oder Ampulle und maximal einer halben Stunde Zeit ist das kein Problem!

Aber auch ohne speziellen Anlaß sollten Sie sich so eine «Schönheitskur zu Hause» gelegentlich gönnen. Wer die wunderbaren Elixiere erst einmal kennengelernt hat, wird nicht mehr darauf verzichten wollen. Die Anwendung und ihr wohltuendes «Drumherum» sind übrigens ein Genuß für sich.

Masken gibt es für jeden Hauttyp und jedes Bedürfnis: Feuchtigkeitsmasken sind für normale und trockene Haut geeignet. Für strapazierte Haut in Streßphasen gibt es spezielle Produkte mit beruhigenden Substanzen. Masken mit Tiefenreinigungseffekt helfen gegen Unreinheiten und große Poren; eine Maske mit Lifting-Effekt gibt matter Haut ihre Frische zurück. Schaummasken sind extrem einfach in der Anwendung – sie ziehen spurlos in die Haut ein.

Eine Maske können Sie ein- bis zweimal im Monat auflegen. Am besten wirken die pflegenden Substanzen, wenn Sie sich dabei schön entspannen. Also: Anzug aus, eine CD mit sanfter Musik einlegen, Beine hoch, Augen zu ... Oder auch schön: Ab in die Badewanne! Zu zweit, an einem faulen Sonntag, macht die Pflege mit der Schönheitsmaske natürlich noch mehr Spaß. Wie wäre es mit einer gegenseitigen Gesichtsmassage als krönendem Abschluß?

Masken wirken am besten, wenn Sie sich dabei entspannen

So werden Pflegemasken angewendet

▽ Nehmen Sie sich 15 bis 30 Minuten Zeit.

▽ Das Gesicht gründlich reinigen (Seite 119). Optimal wirkt die Maske nach einem Peeling (Seite 23).

▽ Das Produkt großzügig auf dem Gesicht verteilen, Augenpartie auslassen.

▽ Die Maske mit sanften, kreisenden Bewegungen der Fingerkuppen gründlich einmassieren.

▽ Füße hoch, entspannen!

▽ Nach 10 bis 15 Minuten mit reichlich lauwarmem Wasser abspülen oder die Reste mit einem weichen Papiertuch abnehmen. Der Effekt: Die Haut sieht sofort besser aus, ist spürbar glatter, und diese Wirkung hält mindestens einige Tage an.

Ampullen sind hochkonzentrierte Wirkstoffwunder und dementsprechend kostbar. Als Kur, z. B. zweimal jährlich genutzt, wirken sie als wahre Jungbrunnen für die Haut. Beste Zeitpunkte: im Frühjahr nach Heizungsstreß und Kälteschocks und zum Herbstbeginn, um Sonnenschäden zu reparieren, außerdem nach langen Flugreisen oder anderen Streßphasen. Erhältlich in Parfümerien oder im Beauty-Salon (Seite 36).

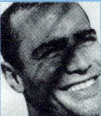

Maske gegen trockene Haut: Eine dicke Schicht Pflegecreme auftragen und zehn Minuten wirken lassen, Reste mit einem Papiertuch abnehmen.

Selbstgemachte Maske für straffere Haut: Ein Eigelb und zwei Teelöffel Honig mit etwas Sahne und einem Eßlöffel Quark verrühren. Auftragen, 20 Minuten wirken lassen, abwischen.

TIPS UND TRICKS
für das Gesicht

Zu blaß?

Die besten Mittel für gut durchblutete Gesichtshaut:

▷ **Kaltes Wasser:** Morgens das Gesicht kalt abspülen oder (als Ganzkörper-Erfrischung) kalt duschen.

▷ **Eis:** Zwei bis vier Eiswürfel kreisend über das Gesicht reiben, bis sie zerschmelzen. Dieser Frischekick wirkt gleichzeitig abschwellend – besonders zu empfehlen, wenn Sie am «Morgen danach» topfit aussehen wollen.

▷ **Sauerstoff:** Raus an die frische Luft, so oft es nur geht. Besonders gut wirkt diese Kur in Verbindung mit

▷ **Bewegung:** Morgens vor dem Job eine Runde joggen, alternativ vielleicht ein paar Tai-Chi-Übungen im Park oder den Sonnengruß aus dem Yoga!

▷ Auch gesunde Ernährung (Seite 152), regelmäßige Entspannung und Verzicht aufs Rauchen bringen Frische in den Teint.

Frischekick für die Gesichtshaut: kaltes Wasser, Bewegung, gesunde Ernährung

Mogeln können Sie mit Selbstbräuner (manche Produkte tönen die Haut schon nach einer Stunde). Am besten wirken die Lotionen nach einem Peeling (Seite 23) am Vorabend. Selbstbräuner dünn und gleichmäßig auftragen. Zum Hals hin immer sparsamer werden, die Hände gleich anschließend mit Wasser und Seife gründlich reinigen.

Als Soforthilfe eignen sich Bronze- oder Tonerdepuder (Terrakotta); beides gibt's zum Beispiel in Parfümerien. Verlangen Sie hartnäckig nach glanz- und glitterfreien Farben, damit Ihre Bemalung nicht nach Fasching aussieht. So erzielen Sie einen natürlichen Effekt:

▷ Gesicht mit farblosem Puder vorbehandeln (sonst gibt's leicht Flecken),

▷ den Puderpinsel seitlich und nicht frontal aufsetzen,

▷ «Sonnenpunkte» auftragen: Wangenknochen, Kinn, Stirn und Nasenrücken sparsam (!) mit dem Pinsel betupfen (diese erhöhten Gesichtspartien bräunen an der Sonne zuerst),

▷ den Pinsel ausklopfen und die Arbeit mit farblosem Puder fixieren, Ränder mit pudrigen Fingern verwischen.

Trockene Lippen

Die Oberhaut der Lippen ist dünn und wenig widerstandsfähig gegen Einflüsse von außen. Außerdem bildet sie keinen natürlichen Schutz gegen Sonnenlicht.

Wenn Sie ständig spröde Lippen haben, prüfen Sie, ob Sie genügend trinken (Seite 158).

Bloß nicht dauernd die Lippen lecken – Verdunstung entzieht noch mehr Feuchtigkeit!

Spezielle Lippenpflegemittel mit Heilstoffen wie Kampfer, aber wenig Fett (zum Beispiel in Apotheken und Reformhäusern) ziehen sofort ein und besänftigen die Haut.

Honig macht die Lippen weich

Bei schuppenden Lippen hilft ein Lippenpeeling (Apotheke, Parfümerie) oder ein preiswertes Hausmittel: 1/4 Teelöffel Honig sanft einmassieren (evtl. mit der Zahnbürste). Am besten wirkt diese «Maske» über Nacht (wenn sie niemand wegnascht).

Vaseline oder Lipgloss (auch diskret getönt erhältlich) bringen Glanz auf die Lippen.

Bei Sonne und Kälte brauchen die Lippen Extraschutz. Im Urlaub, am Strand oder im Schnee regelmäßig einen

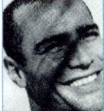

Fettpflegestift mit Breitband-UV-Filtern benutzen (siehe auch Seite 129).

Bei Kälte

Im Winter ist die Haut immer trockener als im Sommer, vor allem im Gesicht. Solange Sie sich vorwiegend drinnen aufhalten, genügt eine gute Feuchtigkeitscreme. (Die allerdings gefriert ab etwa -10° Celsius auf der Haut. Deshalb: Bei solchen Temperaturen frühestens 20 Minuten nach dem Auftragen das Haus verlassen.)

Wenn Sie auch sonst sehr trockene Haut haben, können Sie im Winter für draußen auch eine Creme mit Fettanteilen benutzen.

Sinnvoll ist eine Fettsalbe auf jeden Fall für den Körper, denn sie schützt vor Kälte und Wind. Je kälter es ist und je länger Sie draußen bleiben wollen, desto gewissenhafter sollten Sie vorbeugen: Füße, Hände und Lippen gründlich einsalben. Baby-, Fuß- oder Körperpuder in den Socken saugt den Schweiß auf und hält die Füße warm.

Auf Flügen

In Flugzeugen herrscht Wüstenklima, das den ganzen Körper regelrecht austrocknet. Das beste Gegenmittel: viiiel trinken. Keinen Alkohol natürlich (Seite 159), sondern Mineralwasser, als Faustregel: einen Liter pro eine bis zwei Flugstunden. So bleiben Sie fit.

Alle paar Stunden braucht die Haut Feuchtigkeit

Äußerliches Emergency-Programm für die Haut: alle paar Stunden Feuchtigkeitslotion, Lippenbalsam, eventuell auch Handcreme auflegen. Zur weiteren Versorgung von Gesicht, Hals und Händen können Sie pflegende Mineral- oder Thermalsprays (Parfümerien) aufsprühen – der Frische-Effekt ist phänomenal.

Gegen das Austrocknen der Augen hilft künstliche Tränenflüssigkeit (Apotheke, Optiker).

Um die Augen ist die Haut extrem dünn – diese Region offenbart alle Sünden gegen die Gesundheit. Jedes Fältchen, jede Rötung erzählt Geschichten: Die halbe Nacht online statt im Bett verbracht, zu viele Zigaretten geraucht, doch ein Bier mehr getrunken, Ärger im Büro, viel zu lange nicht an der frischen Luft gewesen ... So können Sie die Haut von außen besänftigen:

Eine feuchte Kompresse entspannt zusätzlich die Augen selbst. Spezielle Kompressen gibt es in Parfümerien, andere ganz billig in Ihrem Vorratsschrank: Zwei Teebeutel (z. B. Grün-, Schwarz- oder Pfefferminztee) mit lauwarmen Wasser anfeuchten und auf die Lider legen. Zehn bis 15 Minuten sitzen oder liegen bleiben und relaxen oder kurz schlafen.

Eine sanfte Klopfmassage tut gut

Je entspannter Sie sind (Musik kann das unterstützen), desto besser wirkt die Kompresse. Eine sanfte Klopfmassage (mit den Fingerspitzen von außen nach innen um die Augen) im Anschluß steigert die wohltuende Wirkung.

Keine Teebeutel im Haus? Dann legen Sie zwei Teelöffel in den Kühlschrank und anschließend für ein paar Minuten auf Ihre Augen. Eine Coolpack-Augenbrille (z. B. in Parfümerien) ist für alle Fälle gedacht: immer im Kühlschrank bereitliegen haben – bei Kopfschmerzen hilft die Augenbrille übrigens auch.

Auch bei trockenen Augen sind Kompressen eine Wohltat. Was außerdem hilft:

▷ Trinken, trinken, trinken (vor allem Mineralwasser),
▷ häufig mit den Lidern «klimpern» (viele tun das zu selten, vor allem am Computer),
▷ Kontaktlinsen (vor allem weiche) nicht zu lange drin lassen, zwischendurch auch mal die Brille nehmen,
▷ öfter mal herzhaft gähnen,
▷ regelmäßig lüften (Heizungsluft trocknet aus),
▷ Klimaanlagen nach Möglichkeit meiden,
▷ spazierengehen,
▷ Augentropfen («künstliche Tränen», Optiker) benutzen.

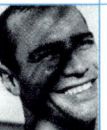

Wenn all das nichts bringt, gehen Sie sicherheitshalber zum Augenarzt. Trockene Augen sind manchmal ein Symptom für Allergien; vielleicht brauchen Sie auch eine andere Brille.

Zur schnellen Augen-Entspannung im Büro bilden Sie mit beiden Händen Schalen und legen diese lichtdicht für 30 bis 60 Sekunden auf die geschlossenen Augen. Unauffälliger ist der «Blick ins Grüne», am besten auf Wiesen oder Bäume. Wer bloß Häuser vor dem Fenster hat, kann ersatzweise einen beliebigen grünen Gegenstand nehmen, der in einiger Entfernung stehen sollte. Schauen Sie zehn bis 30 Sekunden lang hin, ohne einen Punkt zu fixieren und entspannen Sie die Augenmuskeln.

Schwellungen in der Augenregion klingen schneller ab, wenn Sie viel Wasser oder Kräutertee (z. B. Brennessel) trinken. Zur Vorbeugung abends nach Möglichkeit auf extrem salzhaltige Speisen und Alkohol verzichten. Mit leicht erhöhtem Kopf schlafen.

Augenpflege: Die passenden Produkte

Kleine Falten glättet eine leichte, feuchtigkeitsspendende Augencreme, die Sie morgens und abends auftragen. Gehen Sie behutsam vor: Eine erbsengroße Menge auf die Fingerkuppe geben und leicht um die Augen einklopfen, niemals reiben. Tragen Sie die Creme nicht zu dicht an die Augenlider auf (1 cm auslassen). Denn durch die Körperwärme breiten sich die Substanzen aus und können dann die Augen reizen. Besonders lästig ist das für Kontaktlinsenträger.

Eine Reine Augencreme wirkt am besten

Auch Ihre Gesichtscreme eignet sich für die Augenpflege; eine reine Augencreme ist aber meist angenehmer und wirkt noch besser.

Zusätzlich gegen Schwellungen und «müde Augen» nach langer Bildschirmarbeit oder kurzen Nächten hilft ein Augengel. Es ist besonders erfrischend, wenn Sie es im Kühlschrank lagern. So wird's gemacht: Das Gel von den äußeren Augenwinkeln zur Nase hin sanft einklopfen. So wird der Lymphfluß (das ist der Abtransport körpereigener «Schlackenstoffe» über die Lymphbahnen unter der Haut) unterstützt, und das Abschwellen wird beschleunigt.

Augenpflegeprodukte kosten zum Teil deutlich mehr als andere Gesichtskosmetik. Der Grund: Die Cremes und Gele enthalten teure Spezialwirkstoffe für die sensible Augenregion. Doch der hohe Preis ist relativ, da Sie immer nur eine kleine Menge brauchen und mit einem Tiegel sehr lange auskommen.

Rückstand

Lassen Sie sich nicht irritieren, wenn Ihnen in einer Parfümerie oder Apotheke Produkte für die Augen empfohlen werden, die Sie möglicherweise aus dem Schrank Ihrer Freundin kennen. Der Grund dafür: In Deutschland wächst das Kosmetikangebot für Männer noch. Doch Geduld: In Japan zum Beispiel haben Männer bereits eine ähnlich große Auswahl wie die Frauen – und es kann nicht mehr lange dauern, bis dieser Trend auch uns erreicht.

TIPS UND TRICKS rund um die Augen

Augenschatten

Bei «schwarzen Ringen» denkt doch jeder zuerst an durchzechte Nächte, oder?! Ungerecht, denn möglicherweise ist die Ursache schlicht anatomischer Art: Tiefliegende Augen und / oder besonders dünne, helle Haut sind nun mal angeboren und lassen sich allenfalls kaschieren: Markante Augenbrauen lenken ab (eventuell nachfärben lassen). Mit einem teintgleichen Abdeckstift (Concealer) können Sie die Ringe vertuschen: Sparsam, mit der Fingerspitze eintupfen, nicht wischen. Aber unter uns: Schlafen Sie ausreichend? Essen Sie genügend und vernünftig? Und wie sieht es mit dem Rauchen aus?

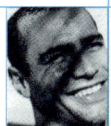

Zusammengewachsene Augenbrauen

Wenn die überzähligen Haare Sie stören, zupfen Sie sie einfach aus – das ist weniger schmerzhaft, wenn Sie sich regelmäßig immer nur einige zur Zeit vornehmen.

Kaufen Sie sich eine Spezialpinzette (z. B. Apotheke). Die ist ab sofort für das Augenbrauenzupfen reserviert und gehört absolut nicht in Ihre Werkzeugkiste. Am besten funktioniert das Zupfen nach der Gesichtsreinigung:

Lästige Härchen auszupfen – so geht's

▷ Die Haut mit den Fingern der freien Hand nach oben straffen,

▷ das Härchen mit der Pinzette fassen,

▷ ausatmen und ruckartig ziehen.

▷ Nicht zuviel entfernen: Die Augenbraue sollte direkt über dem inneren Augenwinkel beginnen.

▷ Zum Schluß einen Tropfen leicht alkoholhaltiges Gesichtswasser oder Aftershave auf ein Wattepad geben und die gepeinigte Region abtupfen – das beruhigt die Haut.

Je nachdem, in welcher Wachstumsphase Sie das einzelne Haar erwischen, hält die Prozedur zwei bis vier Wochen vor. Elektroepilation kann unerwünschte Behaarung dauerhaft beseitigen (Seite 91).

OHREN: Pflegen ohne Risiko

Vergessen Sie Wattestäbchen! Bloß nicht in die Ohren damit! Das «Ohrenschmalz» sorgt für den Abtransport von Schmutz und abgestorbenen Hautschuppen aus dem Gehörgang. Wenn Sie dieses Sekret immer wieder per Wattestäbchen zurückschieben und dabei noch verdichten, provozieren Sie eine «never ending story», die womöglich in eine Entzündung ausartet. Deshalb: Wattestäbchen ab sofort nur noch zum Säubern der Ohrmuschel oder des Bauchnabels verwenden (oder für das Reinigen von Tonköpfen). Die richtige Methode:

Für garantiert saubere Ohren reiben Sie die Ohrmuscheln täglich beim Duschen mit dem kleinen Finger aus. Oder ein Wattepad bzw. ein Papiertuch mit Tonic tränken und die Ohrmuscheln damit auswischen. So verschwindet auch der aus dem Gehörgang hinaustransportierte Schmutz.

Auch ohne Wattestäbchen werden die Ohren sauber

Falls Sie bemerken, daß die Härchen an den Ohrmuscheln mehr geworden und gewachsen sind, ist das leider ganz normal: Bei allen Menschen verstärkt sich die Körperbehaarung im Lauf des Lebens (während die Haare auf dem Kopf weniger werden).

Wenn's zuviel wird, schneiden oder rasieren Sie die Härchen in den Ohren von Zeit zu Zeit ab. Das geht ganz ohne Verletzungsrisiko mit einer abgerundeten Spezialschere (Kaufhaus, Apotheke, Parfümerie). Damit lassen sich außerdem die Exemplare kurz halten, die eventuell aus den Nasenlöchern lugen. Kosmetikerinnen entfernen übrigens bei einer Gesichtsbehandlung alle lästigen Härchen gleich mit.

Reflexzonen

Wie sensibel die Ohren sind, wissen Sie längst. Schließlich gehören diese zu den wichtigsten erogenen Zonen. Und auch bei anderer Aufregung können Sie feststellen, daß die sonst so pflegeleichten Organe hochempfindlich reagieren. Dann werden sie nämlich knallrot.

Die Ohren stellen sozusagen eine stark verkleinerte Ausgabe unseres gesamten Organismus dar. An den Ohrmuscheln liegen die Reflexpunkte für den gesamten Körper – von den Füßen, die an den Ohrläppchen stimuliert werden können, bis zum Kopf, dessen Reflexpunkte am anderen Ende der Ohrmuschel liegen. So können Akupunkteure zum Beispiel die inneren Organe durch gezieltes «Nadeln» der Ohrmuscheln behandeln.

Hochempfindlich ist außerdem die Haut auf den Ohren – bloß nicht vergessen, auch diese Region mit Sonnenschutzmittel einzureiben.

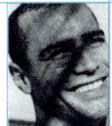

PICKEL, UNREINHEITEN, AKNE

Die gute Nachricht: Unreinheiten und Akne im Gesicht sind nicht ansteckend. Trotzdem gilt: Finger weg! Wenn Sie Pickel und Mitesser vor dem Spiegel «ausquetschen», sich kratzen oder an den unreinen Stellen herumreiben, wird alles nur viel schlimmer. Pickel dehnen sich weiter aus, Entzündungen werden provoziert, aus vorübergehenden Rötungen entstehen womöglich Narben. Deshalb lassen Sie generell die Hände aus Ihrem Gesicht – auch, wenn's schwerfällt. Pflegetips:

«Ausquetschen» und «Anfassen» macht alles nur noch schlimmer

▷ Keine fetthaltigen Gesichtscremes verwenden.

▷ Unreine Haut zweimal täglich gründlich, aber schonend säubern (Seite 19).

▷ Bei einzelnen Unreinheiten und Pickeln hilft regelmäßiges Peeling mit einem hautschonenden Produkt (Seite 23).

Professionelles «Ausreinigen» klärt die Haut

▷ Starke Unreinheiten und Akne nach Möglichkeit einmal im Monat von einer Kosmetikerin behandeln lassen. Das professionelle «Ausreinigen» läßt die Haut sofort klarer aussehen und bewirkt auch langfristig eine Besserung.

▷ Reinigungsstrips für die Nase, die Stirn oder die Wangen nehmen Unreinheiten von der Oberfläche auf. Eine Tiefenreinigung bei der Kosmetikerin können sie jedoch nicht ersetzen.

▷ Akne grundsätzlich nicht selbst behandeln. Spezialisierte Hautärzte, Kosmetikerinnen und Heilpraktiker können individuell unterstützen, geeignete Pflegemittel empfehlen, wie zum Beispiel antiseptische Reinigungspräparate sowie Pflegecremes mit Vitamin A oder Fruchtsäure, und ganzheitliche Empfehlungen geben.

▷ Akne-Haut auch nach Abklingen der Symptome immer gründlich reinigen! Gehen Sie behutsam vor: Nicht reiben, nicht reizen, schonende Syndets (Seite 81) und ein beruhigendes, desinfizierendes Tonic verwenden.

▷ Wenn Ihre Haut zu starker Akne neigt, ist akribische

Hygiene wichtig: Verwenden Sie Einmaltücher (kein Handtuch), und desinfizieren Sie Ihren Rasierapparat (Seite 48) regelmäßig.

Akne-Auslöser

Zu den Ursachen von Akne gibt es viele Vermutungen, aber wenig Beweise.

Irgendwann im Alter zwischen 12 und 25 muß sich fast jeder mit der «Pubertätsakne» herumschlagen: Schwarze Poren (Mitesser), Pickel, Entzündungen im Gesicht und am Oberkörper. Auslöser sind die aufschießenden Hormone, meist beruhigt sich die Haut von allein wieder.

Bei manchen Menschen tritt die Hautkrankheit auch in den späteren Lebensjahren auf. Die Ursachen sind noch nicht vollständig geklärt. Für die These, daß bestimmte Lebensmittel wie zum Beispiel Schokolade oder Kartoffelchips die Symptome verstärken, gibt es keine wissenschaftlichen Beweise. Faktoren, die eine Rolle spielen, sind Inhaltsstoffe von Pflegemitteln und Kosmetika (zuviel Fett, Konservierungsstoffe), Gifte und seelischer Streß. (Bei einer «Industrie-Akne» durch Schadstoffe am Arbeitsplatz haben Sie Anspruch auf Entschädigung.)

Mögliche Auslöser von Akne sind bestimmte Medikamente wie z. B. Cortison, Substanzen für den Muskelaufbau (Doping!), überdosiertes Vitamin B6 oder B12 (z. B. als «Sportsupplement»). Industrie-Chemikalien wie zum Beispiel Halogen und Chlor können – abgesehen von den anderen möglichen Gesundheitsschäden – Akne am ganzen Körper auslösen.

Einzelne Pickel: Praktische Soforthilfen

Pickel mögen Fett. Also ist das wichtigste Gegenmittel: ausdörren! Der rigorose Fett-Entzug ist risikolos und hilft zudem viel besser als das beliebte «Ausquetschen».

Antiseptische Pickelstifte, Cremes oder Pflaster trocknen den Herd aus und beschleunigen die Heilung.

Wenn Sie den Pickel «übermalen» wollen, nehmen Sie einen getönten, antiseptischen Abdeckstift, möglichst genau Ihrem Hautton entsprechend. Ein gelblicher Ton paßt meist besser als ein rosiger. Sparsam mit der Fingerspitze eintupfen, die Ränder verwischen.

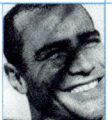

Was außerdem hilft: Reines Teebaumöl oder Ringelblumentinktur mehrmals täglich mit einem Wattestäbchen auftupfen. Alle Präparate in Apotheken, Parfümerien und Kaufhäusern zu haben.

Erste Hilfe: Pickel austrocknen mit Zahnpasta

Als Erste Hilfe nach Ladenschluß können Sie einen Tropfen Isoprophylalkohol auftupfen oder den bewährten Zahnpastatrick probieren (über Nacht auftragen).

Zum Abdecken größerer Flächen eignet sich zum Beispiel Kompakt-Make-up (Parfümerie). Es wird mit dem beiliegenden Schwamm in die Haut eingedrückt – nicht wischen! Möglichst exakt die Farbe Ihres Teints einkaufen (im Tageslicht am Hals testen) und lieber zweimal dünn übereinander auftragen als einmal zu dick. Bevor Sie das Haus verlassen, überprüfen Sie unbedingt Ihr Werk im Tageslicht, und verwischen Sie etwaige Ränder mit dem Finger. Bei Infektionen den Schwamm jeweils nachher desinfizieren. Dose zum «Nacharbeiten» mitnehmen.

KOSMETIKBEHANDLUNG: Angebote und Preise

Einfach daliegen und genießen, während die Gesichtspflege «wie von selbst» vor sich geht – immer mehr Männer gönnen sich einmal im Monat diese Schnellkur für Haut und Seele. Das Schöne dabei: Es wirkt sofort! Wenn Sie wissen wollen, wer aus Ihrer Umgebung bereits Stammkunde im Kosmetiksalon ist, schauen Sie den Herren einfach ins Gesicht: Die klare Haut entlarvt den Kenner!

Jede gut ausgebildete Kosmetikerin ist in der Lage, auch Männerhaut zu behandeln. Nur wenige Schönheits-Fachkräfte (auch Männer üben diesen Beruf aus) werben extra damit. Ein Kosmetikstudio in Ihrer Nähe finden Sie im Branchenbuch. Oder, noch besser, Sie bitten einen Freund oder eine Kollegin um einen Tip!

Viele Hotels, Fitnesscenter und Friseursalons haben heute auch einen «Beautysalon». Ein- bis mehrtägige

Luxus-Pflegeprogramme – wunderbar erholsam! – werden auf «Beautyfarmen» angeboten – auch für Männer. Schon etwa ein Drittel der Kundschaft in den Schönheitstempeln sind Männer, die etwas für ihre Haut tun, gepflegt aussehen oder vor allem entspannen wollen.

Ein Drittel der Kundschaft in Beautysalons sind Männer

Kosmetikerinnen und Beauty-Salons bieten eine breite Palette von Behandlungen an. Einige Beispiele (die Preise sind jeweils nur Richtwerte):

Grundbehandlung mit Hautanalyse, Peeling bzw. Reinigungsmaske, antiseptischer Ausreinigung (Entfernen von Pickeln und Mitessern), Pflegemaske sowie einer äußerst entspannenden Gesichtsmassage, auf Wunsch auch mit einer ausführlichen Beratung zur Pflege (inklusive Verkauf von Produkten) zu Hause: Dauer eine bis anderthalb Stunden, Preise zwischen ca. 56 und 72 €,

Maniküre: ca. 18 €,

Pediküre inkl. Fußbad: ca. 20 €,

Enthaarung, zum Beispiel des Rückens: je nach Dauer ab ca. 20 €,

Wimpernfärben: ca. 9.50 €,

Augenbrauen zupfen und färben: ca. 10 €.

Angeboten werden u. a. auch Nacken-, Hand- oder Fußmassage, Aromatherapie sowie Lymphdrainage.

Wichtig ist natürlich auch, daß Sie sich bei der Behandlung und im Ambiente des Salons (da gibt es gewaltige Unterschiede) wohl fühlen und entspannen können. Am besten, Sie probieren einfach mal ein Angebot aus.

SCHÖNE ZÄHNE:
Die besten Mittel

Wußten Sie, daß die traditionelle chinesische Medizin jeden einzelnen Zahn mit bestimmten Funktionen des Organismus in Verbindung bringt? Störungen an den Zähnen geben hier Hinweise auf organische und seelische Dysbalancen.

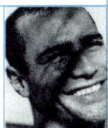

37

Zahnärzte sagen: «Gesundheit fängt im Mund an.» Sie haben recht. Denn der Mund ist der Eingang zum gesamten Organismus – nicht nur für die Nahrung, sondern unter Umständen auch für Krankheitserreger. Zahnbelag, kariöse Zähne, angegriffenes Zahnfleisch und beschädigte Füllungen bieten Bakterien die Möglichkeit, sich sofort einnisten. Dadurch entstehen langfristig nicht nur weitere Zahnschäden, sondern der Organismus insgesamt wird beeinträchtigt. Die beste Vorbeugung: gewissenhafte Zahnhygiene.

«Gesundheit fängt im Mund an» – stimmt!

Richtig putzen: So geht's

Besitzen Sie die optimale Zahnbürste? Ideal sind elektrische Bürsten mit rotierenden Borsten. Ansonsten gilt: Je kürzer der Kopf der Zahnbürste, desto besser. Die Borsten sollen parallel stehen und an den Enden abgerundet sein. Gelenke im Stiel der Bürste und anderer Schnickschnack sind allenfalls werbewirksam, aber ansonsten überflüssig.

Am besten zwei- bis dreimal täglich die Zähne putzen, und zwar jeweils drei Minuten lang.

Bewußt und systematisch putzen – drei Minuten lang

Machen Sie aus dieser Zeit eine Meditationsübung, und putzen Sie bewußt und systematisch (!). Jeden einzelnen Zahn mit kreisenden Bewegungen schrubben: erst die Vorderseiten, dann die Rückseiten, schließlich die Kauflächen.

Zahnbelag sitzt im Zahnfleischrand, in den Zahnzwischenräumen und in den Zahngrübchen. Deshalb nicht bloß die Mitten schrubben, sondern den halben Bürstenkopf auf das Zahnfleisch legen.

Um die Zahnzwischenräume ganz sauber zu bekommen, nehmen Sie Zahnseide, und zwar vor dem Putzen. Für Brücken und Kronen gibt es Spezialseide inklusive Reinigungsschwämmchen.

Bei Teilprothesen und Brücken sollten Sie zusätzlich eine Interdentalbürste (Apotheke, Kaufhaus) benutzen – das ist die beste Vorbeugung gegen erneute Schäden.

TIPS UND TRICKS für Mund und Zähne

Gelbe Zähne

Manche Menschen haben von Natur aus und schon in der Kindheit eher gelbliche als weiße Zähne. Die Färbung der Zähne wird aber auch von äußeren Faktoren beeinflußt, wie zum Beispiel Rauchen, Kaffee-, Cola-, Tee- oder Rotweinkonsum. Zu Verfärbungen kann es auch kommen, wenn die Zähne nicht richtig gereinigt werden.

Vorsicht mit Zahncremes, die hellere Zähne versprechen. Manche enthalten Substanzen, die den Zahnschmelz angreifen.

Zahnärzte beseitigen den Oberflächen-Gilb heute schonender mit Salzstrahlgeräten (Air-Flow). Home-Bleaching-Produkte, die über Nacht einwirken, können den Zahn sogar von innen aufhellen. Auch lästige Verfärbungen toter Zähne können die Dentalzauberer heute mit Bleichmitteln behandeln.

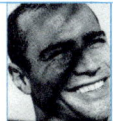

Mundgeruch

Mundgeruch kommt meist direkt aus dem Mund (und nicht, wie viele glauben, aus dem Magen). Auslöser sind die Bakterien im Mundraum, die alles zersetzen, was sie erwischen – und das riecht. Wenn der Speichelfluß nachläßt und Trockenheit entsteht, also zum Beispiel in der Nacht oder wenn wir zuwenig trinken, wird die Duftnote noch stärker. Das ist der Grund für das morgendliche Muffeln. Also vor dem ersten Kuß lieber einen Schluck Wasser nehmen oder schnell die Zähne putzen.

Hartnäckiger Geruch geht zurück, wenn Sie Zahnseide benutzen, die Zähne möglichst bis in den letzten Winkel reinigen (Seite 38) und notfalls sogar Ihre Zunge schrubben. Auch Zahnpflegekaugummis und Spülungen mit antibakteriellem Mundwasser reinigen die Luft.

Ein gut gekauter Apfel schafft frischen Atem

Bewährte Hausmittel: einige Tropfen Pfefferminz oder Anisöl, Fenchelsamen (lange und gründlich kauen, zu haben in Reformhäusern, Apotheken, Bioläden), Vitamin C-haltige Früchte (z. B. Äpfel).

Falls der Geruch doch aus dem Magen kommt, achten Sie auf Ihre Ernährung (Seite 152) und seien Sie zurückhaltend mit Zwiebeln und Knoblauch. Eine gute Soforthilfe gegen solche Ausdünstungen sind Chlorophylltabletten aus der Apotheke. Sollte all das nicht helfen, lassen Sie zur Sicherheit Ihre Gesundheit checken.

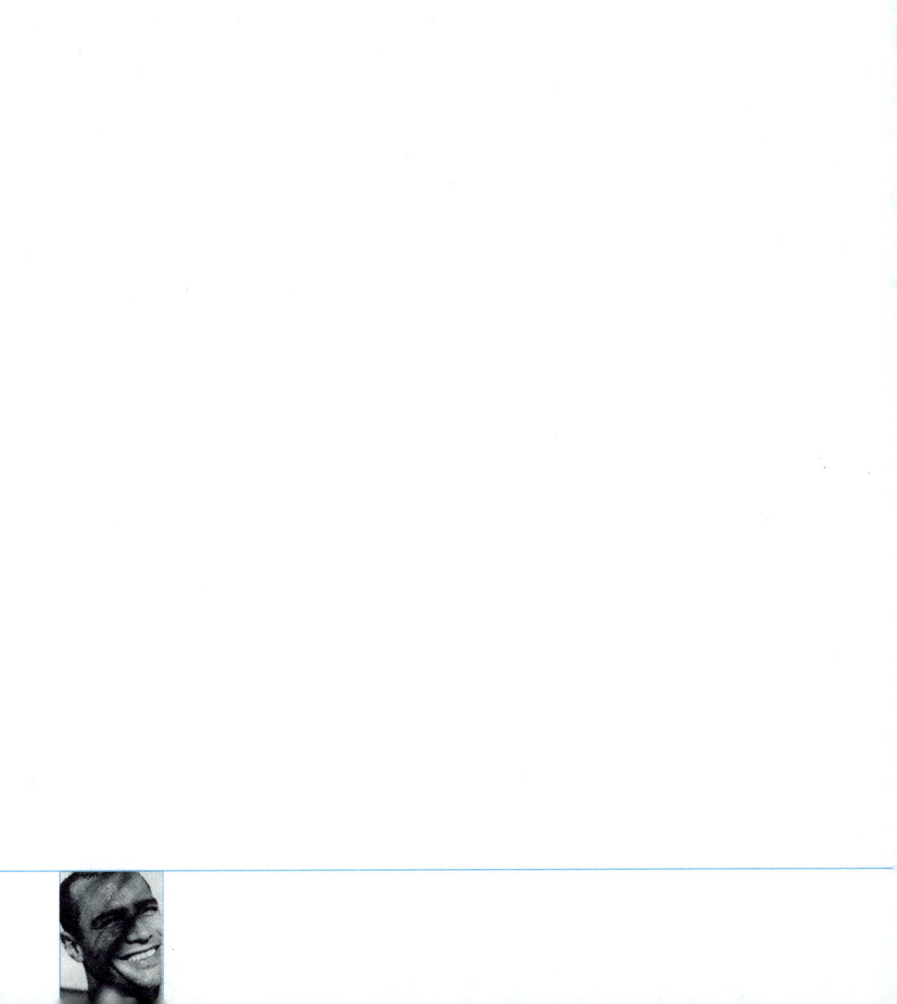

Rasieren:
SO WIRD'S EIN GENUSS

Da wachsen sie nun – unermüdlich bahnen sich die Bartstoppeln stets aufs neue ihren Weg durch die Hautoberfläche –, dabei will sie keiner haben. Im Gegenteil, draußen werden schon die Messer gewetzt! Im Schnitt verbringt ein Mann pro Tag rund 10 Minuten vor dem Rasierspiegel, das macht, über den Daumen gerechnet, 3600 Stunden seines Lebens. Zuviel Zeit, um sie lustlos zu verschwenden!

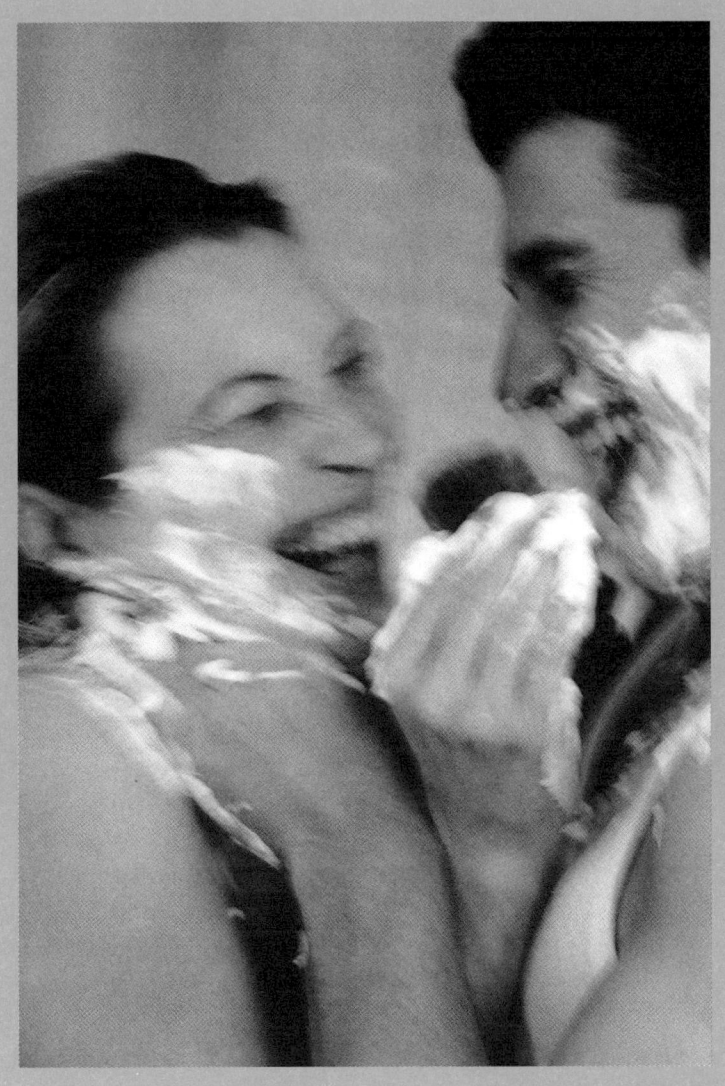

Haben Sie feines, normales oder starkes Barthaar? Wenn Sie das ungefähr wissen, fällt es leichter, den richtigen Rasierapparat und die geeignete Seife zu finden. Entscheidend für die Einteilung sind Geschwindigkeit des Wuchses, Haardichte und Konstitution des einzelnen Haares. Ein «starker Bart» bedeckt eine vergleichsweise große Fläche, die Haare sind dick und wachsen schnell. Die Beschaffenheit ist genetisch festgelegt und verändert sich im Lauf des Lebens nur geringfügig. Übrigens auch nicht durch häufiges Rasieren, wie viele glauben. Das nachwachsende Haar sieht nur dicker aus, weil die dünnen Haarspitzen gleich wieder gekappt werden.

Haarwuchs und -dicke sind genetisch festgelegt

93 Prozent aller Männer rasieren sich täglich. Etwa 40 Prozent der Deutschen probieren das trocken, weitere 40 Prozent naß (in anderen Ländern ist der Anteil der Naßrasierer höher). Etwa jeder fünfte wechselt hin und her.

Im Wandel der Zeit

Viele Männer mit feinem oder schütterem Kopfhaar haben besonders dichtes und kräftiges Barthaar. Pogonologen (Bartforscher) haben herausgefunden, daß dieser Unterschied im Lauf des Lebens immer größer wird: Mehr und mehr Kopfhaare fallen aus, während die Barthaare immer dicker werden. Das ist nicht nett, zumal die Haut dagegen immer dünner wird und an Elastizität verliert. Reizungen durch die Rasur sind somit vorprogrammiert, falls Sie mit zunehmendem Alter nicht besonders schonend vorgehen.

So oder so: Der Bart wächst täglich um etwa 0,3 Millimeter, also ganz schön schnell. Damit es nicht schon nach dem Lunch wieder Schatten gibt, sollte das Haar möglichst etwas unter der Hautoberfläche abrasiert werden. Das geht mit Klinge und Schaum gründlicher als mit einem elektrischen Rasierapparat, der das Barthaar lediglich an der Oberfläche erfassen kann. Dafür gilt die Trockenrasur insgesamt als etwas schonender. «Besser» ist keine Art der Rasur – entscheidend ist, die richtigen Tricks zu kennen und die für sich günstigste Methode herauszufinden.

Naß rasieren ist gründlicher, «trocken» schont die Haut

Die Naßrasur kann besonders für unreine Haut optimal sein, weil sie zugleich wie ein Peeling wirkt (Seite 23). Probleme wie Hautreizungen oder sogar Schnittwunden erledigen sich von selbst, wenn Sie die Haut akkurat vorbehandeln. Als angenehmer Nebeneffekt glättet und verfeinert sich die Hautstruktur. So wird's perfekt:

1. Die Haut einweichen

Trockene Bartstoppeln erreichen den Härtegrad von Kupferdraht. Wer sofort drauflos rasiert, verletzt sich leichter. Einweichen ist überflüssig, wenn Sie sich direkt nach dem Duschen rasieren. Manche Haut läßt sich allerdings besser vorher schaben – probieren Sie's aus.

Nach der Gesichtsreinigung (Seite 19) warm-heißes Wasser in die Bartregion einmassieren oder für eine bis zwei Minuten einen heißen Waschlappen auflegen, anschließend nur leicht abtrocknen. Diese Prozedur weicht das Barthaar auf und macht es biegsam. Zugleich öffnen sich die Poren der Haut, das Haar tritt ein Stück hervor, und es läßt sich weit unten kappen.

2. Den Bart einschäumen

Welches Rasiermittel Sie wählen, kommt auf Ihre Vorlieben an; jedes Produkt hat seine Qualitäten:

▷ **Dosenschaum** ist bequem in der Anwendung und wirkt eher leicht. Er will schnell verarbeitet sein.

▷ **Gel** gleitet meist noch besser – unter anderem, weil es gründlicher eingerieben wird.

▷ **Rasierseife oder -creme,** gründlich mit dem Rasierpinsel einmassiert (Seite 46), schafft auch starken Bart weg, ohne die Haut zu reizen. Diese «klassischen» Mittel sind besonders vorteilhaft bei sensibler und / oder trockener Haut.

▷ Viele Mittel, ob Schaum, Gel oder Seife, enthalten anti-

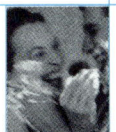

Viele Rasiermittel enthalten rückfettende und hautberuhigende Stoffe

bakterielle Substanzen sowie rückfettende und hautberuhigende Stoffe (z. B. Kamille, Aloe Vera) zum Beruhigen der Haut nach der Klingenfahrt (Etikett beachten).

▷ Probieren Sie – zumindest zu besonderen Anlässen – das Rasiermittel aus Ihrer Duft- oder Pflegeserie.

▷ Bei empfindlicher Haut oder zeitweise gereizter Haut nehmen Sie am besten milde, unparfümierte Produkte (eventuell vom Hautarzt beraten lassen).

Gehen Sie in der Vorbereitungsphase gründlich vor, und nehmen Sie sich Zeit. Dann wird das Barthaar optimal aufgeweicht, die Rasur geht reibungslos vonstatten, hält länger vor, und ein Klingenwechsel ist seltener nötig. Das Rasiermittel gut einmassieren und bei starkem Bart drei bis fünf Minuten einwirken lassen. So lange braucht das Haar, um komplett aufzuquellen – und Sie können inzwischen Kaffee kochen, Ihre Fingernägel pflegen oder noch ein wenig träumen.

Der Rasierpinsel bringt's!

Die Wirkung jedes Rasiermittels verstärkt sich, wenn Sie es mit einem Pinsel einmassieren. So können die Weichmacher tief in die Schuppenschichten der Haare und in die Poren eindringen.

Ein Rasierpinsel sollte so weich wie möglich sein, damit die Haut nicht unnötig gereizt wird. Deshalb beim Kauf möglichst nicht sparen! Rasierpinsel aus Schweinsborste sind zwar preiswert zu haben, aber relativ hart und auch nicht sehr haltbar.

Ein Hautschmeichler ist dagegen Dachshaar. Dieses edle Material ist in unterschiedlichen Qualitäten erhältlich; die Preise variieren zum Beispiel nach Haarlänge und -dichte sowie nach dem Design des Griffs. Am wertvollsten (und teuersten) sind Dachspinsel, die aus dem dichten, robusten Winterfell der Tiere (Silberspitz) hergestellt werden. So ein Pinsel, zu erkennen an seinen hellen Spitzen, ist besonders fein und elastisch. Wenn Sie ihn nach Gebrauch stets gründlich ausspülen und umgedreht zum Trocknen aufhängen, hält er fünf bis zehn Jahre.

3. Sicher und gründlich schneiden

Konsequente Führung der Klinge in Wuchsrichtung der Haare (siehe unten) schont Ihr Antlitz. Statt gegen den Strich zu schaben, um auch noch die kleinsten Stoppeln zu erwischen, seifen Sie Problemstellen gründlich ein und straffen sie akkurat (siehe unten) – das wirkt Wunder. Im Zweifelsfall eine frische Klinge einlegen. Außerdem vermeiden Sie Schrammen, indem Sie die Schneide nicht zu fest andrücken und den Rasierkopf zwischendurch öfter in heißem (!) Wasser abspülen, um die Klinge freizulegen.

Reihenfolge

Der kluge Mann rasiert dort zuerst, wo die Stoppeln am nachgiebigsten sind: zuerst Wangen, dann Hals, zuletzt Oberlippe und Kinn. So haben die widerspenstigsten Stoppeln etwas länger Zeit zum Einweichen.

Richtungswechsel

Hier die üblichen Wuchsrichtungen des männlichen Barthaars:

▷ auf der Oberlippe: nach unten, in Richtung äußere Mundwinkel,

▷ an den Wangen: nach unten, in Richtung Kinn,

▷ unter dem Mund: nach unten, in Richtung Kinnmitte,

▷ am oberen Kinn: nach unten, leicht nach außen,

▷ am unteren Kinn: nach unten, leicht nach innen,

▷ am Halsansatz: nach unten, leicht nach außen,

▷ am Hals: nach oben.

Ausnahmen bestätigen die Regel! Deshalb schauen Sie sich Ihr Gesicht gründlich im Spiegel an, und studieren Sie es auf eventuelle Wirbel, bevor Sie das nächste Mal zum Rasierer greifen.

Spannen

Vor dem Schaben die Haut gegen die Wuchsrichtung der Haare kräftig stramm ziehen. Profis raten, die freie Hand zu Hilfe zu nehmen, statt Hals und Kiefer zu verrenken. Auf der so gestrafften Haut gleitet die Klinge reibungslos, sie bleibt nicht so leicht hängen, und die meisten Blessuren

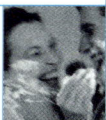

47

werden verhindert. Außerdem richten sich die Barthaare auf und treten etwas hervor, so daß sie sich weit unten kappen lassen.

Das geeignete Werkzeug

Ein guter Rasierer, der mit einem einzigen Strich alles abmäht, ist vor allem für empfindliche Haut enorm wichtig. Aber auch bei normaler Haut gilt: Möglichst nur einmal schaben. Jede weitere Runde ist für die obere Hautschicht eine Tortur.

Je besser Ihr Werkzeug, desto gezielter können Sie den Bart kappen. Massive Geräte, die griffig in der Hand liegen, vereinfachen Ihre Präzisionsarbeit. Nachgiebige Schwingköpfe schmiegen sich den Gesichtskonturen an und sorgen in allen Ecken und Winkeln für einen sicheren, gründlichen Schnitt ohne Verletzungen. Allerdings kann bei starkem Bartwuchs ein feststehender Rasierkopf gründlicher sein. Einwegrasierer sind nur für Ausnahmefälle gedacht und deshalb von deutlich geringerer Qualität.

Auch bei den Klingen lohnt es sich, auf Qualität zu achten: Verwenden Sie möglichst hochwertige Produkte, zum Beispiel stabile, zusatzbeschichtete Doppel- oder Dreifachklingen aus Edelstahl, die mit einem schützenden Gleitstreifen versehen sind. Rasierklingen sollten im Schnitt nach fünf Rasuren, mindestens aber einmal pro Woche ausgetauscht werden. Bei sehr starkem Bartwuchs kann sogar ein täglicher Wechsel notwendig sein.

Achten Sie bei Rasierern und Klingen auf Qualität – es lohnt sich

Es lohnt sich, verschiedene Werkzeuge auszuprobieren, bis Sie das optimale für sich gefunden haben.

4. Nachbehandlung

Nach beendeter Schneideprozedur alle Seifenreste gründlich mit lauwarmem Wasser abspülen, damit es nicht zu Irritationen der Haut kommt. Ein kalter Guß am Ende tut gut.

Es handelt sich um einen Irrglauben, Aftershave müsse

Aftershave soll erfrischen, nicht brennen

ordentlich brennen. Vergessen Sie's: Aftershave soll den Säureschutzmantel der Haut wieder aufbauen, Infektionen vorbeugen, die geöffneten Poren wieder schließen und die Haut erfrischen, aber nicht reizen.

Inzwischen gibt es eine große Auswahl an Aftershave-Artikeln, auch passend zu den meisten Männerparfüms (z. B. in Parfümerien). Suchen Sie ein Produkt aus, das Ihrem Hauttyp entspricht:

▷ Klassisches Rasierwasser (Aftershave) enthält eine hohe Dosis Alkohol und eignet sich für ölige und robuste Haut.

▷ Aftershave-Gels wirken schonender und sind für normale Haut geeignet.

Ideal für empfindliche Haut: Aftershavebalsam oder -lotion

▷ Männer mit empfindlicher und/oder trockener Haut verwenden am besten Aftershavebalsam oder -lotion.

▷ Speziell für die rasurgestreßte Haut wurden rückfettende Mittel ohne Alkohol mit beruhigenden Inhaltsstoffen wie z. B. Aloe Vera oder Kamille entwickelt (Parfümerie). Sie enthalten keine Duft- und Konservierungsstoffe.

Grundsätzlich gilt: Wenn Aftershave brennt, enthält es zuviel Alkohol für Ihre Haut. Mit einem milden Produkt, das feuchtigkeitsspendende Wirkstoffe und wenig Alkohol enthält, sind Sie auf der sicheren Seite. Sollte die Haut nach dem Rasieren dennoch spannen, benutzen Sie zusätzlich Ihre Feuchtigkeitscreme.

TROCKENRASUR: Für Eilige

Wenn Sie es schnell und bequem mögen, empfiehlt sich die Trockenrasur. Aber neben «Anschalten» und «Los» gibt es ein paar Kleinigkeiten zu bedenken, damit auch Ihre Haut profitiert.

1. Vorbereiten

Anders als bei der Naßrasur gilt: Erst rasieren, dann duschen oder baden. Denn Wasserdampf würde das Haar

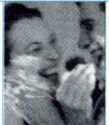

hierfür zu sehr aufweichen. Damit die Scheren des Elektrorasierers die Borsten richtig erwischen, reinigen Sie die Bartzone vorher von Schweiß und Fett, z. B. mit einer Elektro-Preshave-Lotion.

Elektro-Preshave-Lotionen reinigen die Haut und richten die Stoppeln auf

Diese Mixturen richten zugleich die Stoppeln auf, stabilisieren sie und glätten die Haut. Zudem sind antiseptische Wirkstoffe, die vor Entzündungen und Hautirritationen schützen, enthalten. Das macht Sinn, denn auch eine Trockenrasur strapaziert die Haut. Die Scherköpfe des Rasierers schneiden nicht, sie hobeln die Borsten rigoros weg. Dabei läßt es sich nicht vermeiden, daß auch kleinste Teile der obersten Hautschicht (Epidermis) erwischt werden. Statt Preshave eignet sich notfalls Gesichtswasser: Auf ein Papiertuch geben; Wangen, Kinn und Hals abwischen.

Hautprobleme

Bei unreiner Haut empfiehlt sich die Naßrasur, weil sie klärend wirkt. Bei starker Akne, Ekzemen und Hautausschlag ist die Trockenrasur von Vorteil, weil Sie sich nicht so leicht verletzen können. Wichtig: Desinfizieren Sie die Scherköpfe nach jeder Rasur, und verwenden Sie spezielle Pre- und Aftershaves (eventuell vom Hautarzt beraten lassen).

2. Rasierapparate: Welches Schersystem?

Moderne Rasierapparate sind High-Tech pur und «denken mit»

Rasierapparate sind heute High-Tech pur. Hochwertige Geräte lassen sich auf jede Bartstärke abstimmen. Manche verfügen sogar über eine künstliche Intelligenz: Ein Mikrochip analysiert ständig Stärke und Dichte Ihres Bartes und stellt den Motor jeweils entsprechend ein. Sobald Sie beim Aufsetzen des Apparats den Druck verstärken, wird die Drehzahl automatisch hautschonend reduziert. Andere Modelle wiederum können je nach der persönlichen Hautempfindlichkeit feinjustiert werden.

Entscheidend ist jedoch das Schersystem. Nach einem

Wechsel braucht die Haut etwa zwei Wochen, um sich umzustellen. Im wesentlichen gibt es zwei unterschiedliche Systeme: die Scherfolie und die Rotation.

Die Scherfolie

Das Prinzip: Bis zu drei schwingende Klingenblöcke lagern unter einer dünnen Scherfolie. Die beste Leistung bringt ein Dreifachschersystem. Solche Apparate sind besonders bei Bartträgern beliebt, weil sich damit alle Konturen gut ziehen lassen. Das funktioniert allerdings nur dann richtig gut, wenn der Klingenblock nicht schmaler als die darüberliegende, sichtbare Scherfolie angelegt ist (beim Kauf beachten).

Flexible Schwingköpfe rasieren auch die kritischen Zonen wie Oberlippe und Hals perfekt und schonend. In jedem Fall nützt Ihnen ein zusätzlicher, integrierter Langhaarschneider.

Die Rotation

Das Prinzip: Mehrere runde, federnde Scherköpfe sind in ständiger Drehbewegung. Dieses System gilt als besonders schnell und gründlich. Es paßt sich den Gesichtskonturen gut an und schafft auch einen langen Mehrtagebart, Wirbel oder einzelne längere Haare problemlos weg. Nachteil: Die Feinarbeit an Konturen ist schwieriger.

Für diejenigen, die alles wollen, wurden die Trocken-/ Naßrasierer kreiert, auf Wunsch sogar mit eingebauter Rasieremulsion. Damit können Sie nach Belieben zwischen naß und trocken hin und her wechseln. Hautärzte sehen darin keinen Nachteil. Aber wie Sie es auch drehen und schwingen: Die konservative Naßrasur bleibt vorerst die gründlichste.

Heute naß, morgen trocken? Auch dafür gibt es den passenden Apparat

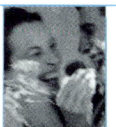

3. Hautpflege nach der Rasur

Die abgefeilten Haut- und Haarpartikel bleiben erst einmal auf den Poren liegen und können Unreinheiten provozieren. Vorbeugung: Die kahlgelegte Zone umgehend mit lauwarmem Wasser (und Waschgel) reinigen. Anschließend trockentupfen und – genau wie nach einer Naßrasur – ein hautberuhigendes Aftershave oder eine leichte Lotion auflegen (Seite 49).

TIPS UND TRICKS rund ums Rasieren

Dreitagebart

Sie mögen keinen Vollbart, die tägliche Rasur ist Ihnen aber auch ziemlich lästig? Kein Problem: Der Dreitagebart hat sich mittlerweile etabliert. Dieser Look paßt vielleicht nicht zu jedem geschäftlichen Anlaß, aber privat allemal. Vorausgesetzt, der Bewuchs ist einigermaßen gleichmäßig und gepflegt. Ein weiterer Vorteil: Harte Barthaare hinterlassen weit weniger Kratzspuren auf fremder Haut, wenn Sie die Stoppeln etwas länger und biegsamer werden lassen. Mit einem Barthaarschneidegerät können Sie Ihren Dreitagebart auf einer konstanten Länge zwischen 1,5 und 5 Millimetern halten.

Blut stoppen

Bei einer kleinen Wunde stoppt kaltes Wasser das Blut. Wenn das nicht reicht, geben Sie ein desinfizierendes Mittel (z. B. Isoprypholalkohol aus der Apotheke, Aftershave, Eau de Toilette, klaren Schnaps) auf ein Papiertuch und drücken Sie es auf die Schramme, bis die Blutung erlischt. Teebaumöl hat zugleich heilende Wirkung. Nicht reiben – das reißt die oberste Hautschicht weiter auf. Für stärkere Blutungen sollten Sie zur Sicherheit Alaunstift oder Wundpuder (Apotheke) parat haben.

Wenn Sie sich häufig schneiden (und das nicht daran liegt, daß Sie sich zuwenig Zeit für die Rasur nehmen), probieren Sie, ob Sie mit einem anderen Klingensystem vielleicht besser zurechtkommen.

Eingewachsene Barthaare

Am besten immer naß rasieren. Schaben Sie konsequent in Wuchsrichtung, und verwenden Sie nur ganz scharfe Klingen. Rasiercreme mit einem guten Pinsel gründlich einmassieren und den Schaum fünf Minuten wirken lassen.

Die beste Vorbeugung naß rasieren

Wenn Ihnen die Elektrorasur angenehmer ist, reinigen Sie die Haut danach besonders gründlich (Waschgel, Tonic). Benutzen Sie ein- bis viermal monatlich ein sanftes Peeling.

Hautreizungen nach der Rasur

Jeder Einsatz von Schaum und Schneide ist ein Angriff auf die Haut. Vermeiden Sie Zusatzreize, und beherzigen Sie alle Hinweise diese Kapitels. Schaben Sie konsequent in Wuchsrichtung, drücken Sie die Klinge weniger kräftig an die Haut, und benutzen Sie einen milden Aftershavebalsam ohne Alkohol. Wählen Sie zur gesamten Pflege und Rasur rückfettende bzw. feuchtigkeitsspendende Spezialprodukte für rasurgestreßte Haut (z. B. Parfümerie). Nach der Rasur trockentupfen, nicht reiben! Beim Elektrorasierer eine niedrigere Scherstufe wählen.

Entzündungen

Empfindliche Haut, verstopfte Poren, eingewachsene Haare oder auch Haut- und Haarreste am Rasierapparat – oft kommen mehrere Ursachen zusammen.

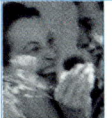

Konsequente Gesichtspflege und sauberes Werkzeug schützen die Haut

Das beste Gegenmittel ist eine konsequente Gesichtspflege mit hochwertigen, schonenden Produkten. Was außerdem hilft: Scherköpfe und Klingen regelmäßig mit Alkohol desinfizieren, antiseptische Seifen (Hautarzt, Apotheke) oder Aftershave mit leichtem Alkoholgehalt benutzen, versuchsweise die Art der Rasur wechseln. Bei hartnäckigen Infektionen verschreiben Hautärzte spezielle Tinkturen. Was Sie nie tun sollten:

▷ gegen die Wuchsrichtung rasieren,
▷ mit der Klinge direkt über die Entzündung fahren.

Haare:

PFLEGEN UND ERHALTEN

Ob Sie bis ins hohe Alter mit einer Lockenpracht gesegnet sind oder sich bereits in Ihren Dreißigern vom dichten Haarwuchs verabschieden müssen – das ist genetisch programmiert und somit absolut verbindlich. Also: Nicht mit dem Schicksal hadern, sondern zielstrebig die herrschenden Umstände verfeinern!

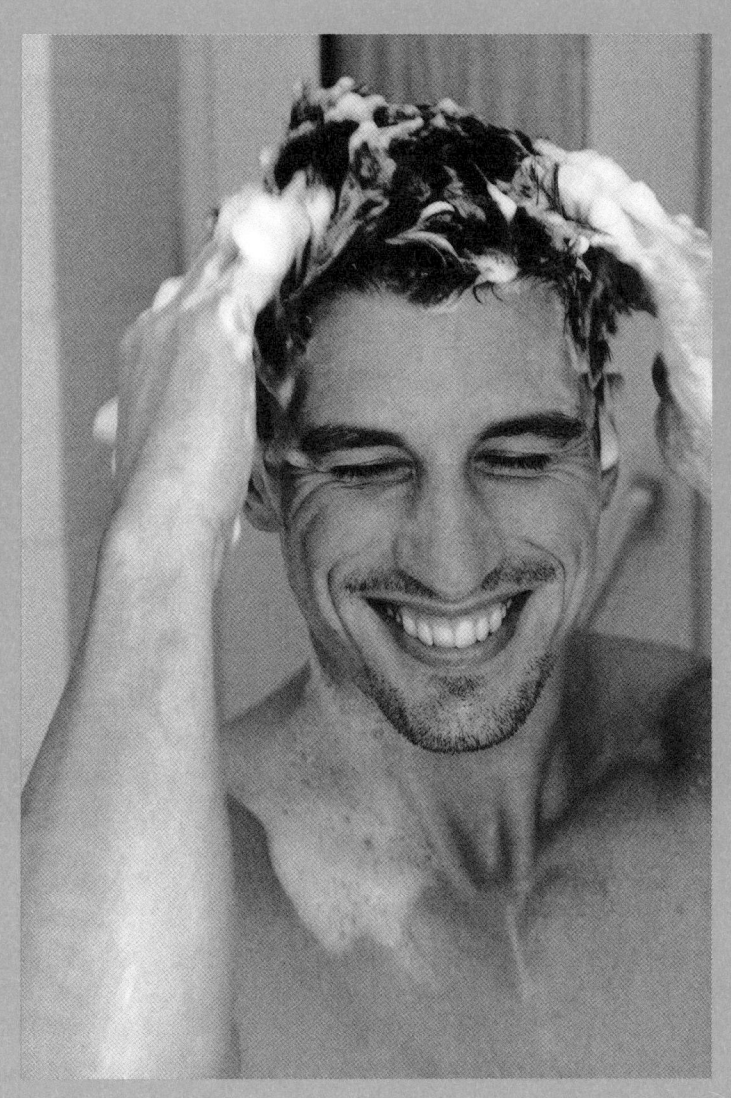

Die wichtigsten Fragen rund ums Haar

Wie viele Haare hat der Mensch?

Das ist unterschiedlich und hängt auch mit der Haarfarbe zusammen. Blonde haben die meisten Haare auf dem Kopf, im Schnitt etwa 120 000. Dafür ist bei ihnen das einzelne Haar weicher und feiner als bei dunkelhaarigen Menschen, die etwa 100 000 Haare haben. Rothaarige haben durchschnittlich 80 000, meist relativ dicke Haare.

Woraus besteht ein Haar?

Im wesentlichen aus Eiweißverbindungen (Keratin), Fett und Wasser. Was wir als Haar bezeichnen, ist in Wahrheit der Haarschaft, also das leblose Ende des Haares, dessen Wurzel in der Kopfhaut verankert ist. Der von außen sichtbare biegsame Hornfaden ist saugfähig wie ein Schwamm, kann aber keine Nährstoffe verarbeiten. Ähnlich wie ein Tannenzapfen besteht der Haarschaft aus unzähligen Schuppenschichten. Bei gesunden Haaren liegen diese Schuppen glatt aneinander und reflektieren das Licht – dann glänzt das Haar. Umwelteinflüsse wie zum Beispiel Luftverschmutzung und falsche Pflege können die Schuppen aufrauhen. Dann wird das Haar stumpf, kann sich spalten oder sogar abreißen.

Wie schnell wachsen die Haare?

Bei den meisten Menschen im Schnitt einen Zentimeter pro Monat. (Seien Sie froh, daß es nicht schneller geht – sonst müßten Sie ja dauernd zum Friseur!) Sommerliche Wärme oder auch durchblutungsfördernde Behandlungen wie zum Beispiel Massagen können das Haarwachstum geringfügig anregen.

Wie lange lebt ein Haar?

Etwa fünf Jahre, dann fällt es aus. Im Schnitt verliert ein

Mensch pro Tag etwa 100 Kopfhaare. Nach einer kurzen Ruhephase sprießt aus derselben Wurzel ein neues Haar – oder auch nicht. Denn im Lauf des Lebens verlangsamt sich das Wachstum der Haare, und schließlich klappt es mit dem Nachwachsen oft gar nicht mehr. Bei vielen Männern lichtet sich der Bewuchs auf dem Kopf bereits sehr früh.

Durchschnittlich fallen jedem pro Tag etwa 100 Haare aus

Wie kommt es zu Schuppen oder fettigen Haaren?

Das hat vor allem mit der Kopfhaut zu tun. Störungen wie zum Beispiel Hautreizungen (zum Beispiel durch aggressive Shampoos oder mechanische Reize) oder verstopfte Poren wirken sich auch auf die Haare aus. Hinzu kommt, daß die Haarwurzel über Haarfollikel und Blutbahnen mit dem Gesamtorganismus verbunden ist und ihre Nährstoffe bekommt. Das Allgemeinbefinden wirkt sich also auch auf die Haare aus. Wie Sie Ihrer Kopfhaut und damit den Haaren von außen etwas Gutes tun können, steht auf Seite 60.

WASCHEN & CO.: Darauf kommt's an

Haarewaschen mit Shampoo (!) ist auch zum Reinigen der Kopfhaut wichtig – und zwar mindestens ein- bis zweimal pro Woche. Das Angebot an Pflegeprodukten für die Haare ist immens. Wenn Ihre Haare nach dem Waschen nicht gut sitzen, kann das auch daher kommen, daß Sie «Ihr» Shampoo noch nicht gefunden haben. Dann probieren Sie nach und nach ein paar Alternativen aus.

Sparsames Schäumen schont Kopfhaut und Umwelt

Wenig Shampoo reicht: Ein maximal pfenniggroßer Klecks genügt fast immer. Sind die Haare stark verschmutzt, lieber zweimal mit wenig Shampoo waschen, als stärker aufzuschäumen. Viel Schaum ist nicht nur überflüssig, sondern auch schädlich für Haut, Haare und für die Umwelt.

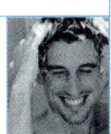

Haaransätze und Kopfhaut kurz, aber gründlich massieren; die ohnehin strapazierten Spitzen nach Möglichkeit schonen. Das Shampoo sofort wieder herauswaschen. Vorsicht: Allzu heißes Wasser schwächt Kopfhaut und Haar. Spülen Sie akribisch und so lange, bis wirklich jeder Schaumrest beseitigt ist. Seifenrückstände reizen die Kopfhaut; das Haar trocknet aus, «fliegt» leicht und wird stumpf.

Ein letzter Spülgang mit kaltem Wasser gibt den Durchblutungskick und schließt den Haarschaft – das bringt Glanz.

Shampoo einkaufen

Schonend für Haut und Haare sind Shampoos für die tägliche Haarwäsche. Diese Produkte können Sie ohne Bedenken jeden Tag verwenden. Geeignet sind sie aber auch dann, wenn Sie sich nicht ganz so oft die Haare waschen.

Spezialshampoos, zum Beispiel gegen Schuppen oder fettiges Haar, enthalten stärkere Wirkstoffe und können auf Dauer die Kopfhaut reizen. Deshalb solche Shampoos immer nur zwischendurch oder als Kur für maximal drei bis vier Wochen benutzen. Oder Sie probieren erst einmal die Pflegetips in diesem Kapitel. Gut möglich, daß Sie dann gar kein Extra-Shampoo mehr brauchen.

Schonend kämmen, trocknen, fönen

Widerspenstige und / oder lockige Haare lassen sich leichter auskämmen, wenn Sie nach dem Waschen eine Pflegespülung benutzen. Zu den meisten Shampoos gibt es eine eigens darauf abgestimmte Spülung. Verteilen Sie eine kleine (!) Menge in den Haarenden, und spülen Sie noch einmal gründlich aus.

Leave-In-Conditioner werden nicht ausgespült, sondern bleiben im Haar. Sie machen das Haar kämmbar und sollen es vor Außenangriffen bewahren. Sparsam verwenden, sonst klebt's.

Bleibt Ihr Haar trotz Extrapflege schwer auszukämmen, nehmen Sie ein noch milderes Shampoo, zum Beispiel mit Kamille oder Jojobaöl. Vielleicht brauchen Sie auch mal wieder einen neuen Haarschnitt – wenn die Spitzen porös sind, bilden sich leicht «Kletten».

Nasse Haare sind extrem empfindlich

Nasse Haare sind extrem empfindlich, und das gilt einmal mehr, wenn sie lang sind. Deshalb seien Sie lieber behutsam: Im Handtuch ausdrücken, nicht rubbeln (!). Lange Haare mit den Fingern entwirren: Zuerst die Spitzen vorsichtig auseinanderziehen (niemals daran reißen). Danach einen Grobzinkenkamm zu Hilfe nehmen. Dichte Kämme und Bürsten erst auf das trockene Haar loslassen.

Weitere Tips: Hitze vermeiden, möglichst an der Luft trocknen lassen oder nur lauwarm fönen. Halten Sie einen «Sicherheitsabstand» von 20 Zentimetern. Der nächste Fön, den Sie sich anschaffen, sollte ein Profi-Gerät sein: Sie können dann zwischen jeweils drei Hitze- und Windstärken wählen.

Auch ein Fön braucht Pflege: Regelmäßig den Schmutzfilter an der Rückseite des Föns säubern – Staubflusen überhitzen das Gerät und somit Ihr Haar.

WERKZEUG:
Qualität lohnt sich

Naturhorn, Hartgummi, Holz – die idealen Materialien für Bürsten und Kämme

Egal, ob Bürste oder Kamm: Das ideale Werkzeug für Ihr Haar besteht aus nachgiebigem Material, wie zum Beispiel Naturhorn, gesägtem Hartgummi oder Holz, hat runde Zinken- oder Borstenenden und auch sonst keinerlei scharfe Kanten. So kommt es erst gar nicht zu Reizungen oder Verletzungen der Kopfhaut, das Haar bleibt glatt und wird nicht von starren Zinken oder Borsten überdehnt oder ausgerissen.

Hochwertige Kämme und Bürsten können jahrelang halten. Leisten Sie sich also ruhig ein Qualitätsprodukt – es lohnt sich. Täglich die Haare entfernen und die

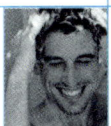

Geräte mindestens einmal im Monat mit Shampoo säubern.

Bewährt haben sich Grobzinkenkamm plus Massagebürste aus Holz mit glatten Gummi- oder Holzstiften: Sie entwirren kleine Knoten, glätten das Haar, massieren die Kopfhaut – und sind einfach sauberzuhalten.

Haarkiller

Ihre Haare bleiben länger gesund und sehen besser aus, wenn Sie möglichst schonend mit ihnen umgehen. Ungesunder Streß und Krankheiten – beides wirkt sich auch auf die Haare aus – lassen sich oft nicht umgehen. Viele Belastungen können Sie jedoch vermeiden, so zum Beispiel:

▷ aggressive Shampoos,
▷ Haarewaschen mit Duschgel,
▷ Schaumreste auf dem Kopf,
▷ liebloses Trockenrubbeln,
▷ scharfkantige Kämme und rauhe Bürsten, beschädigtes Werkzeug sofort ausrangieren!,
▷ heißes Fönen,
▷ zu feste oder nicht ummantelte Gummibänder für den Zopf,
▷ «Überpflegen», zum Beispiel durch häufige Haarkuren, massenweise Gel oder Spray, dauerndes Färben,
▷ zuviel Salz- oder Chlorwasser,
▷ zuviel Sonne,
▷ Vitaminmangel und ungesunde Ernährung.

Extras für die Haare

Die Kosmetikindustrie kreiert immer neue Produkte zum Pflegen und Stylen der Haare:

Haarkuren füllen den Haarschaft von außen auf, glätten langes Haar und bringen es zum Glänzen. Sie sind außerdem eine gute Vorbeugung gegen das Austrocknen und Kletten der Haarspitzen («Haarnester»), zum Beispiel durch trockene Heizungsluft, aber auch durch Sonne, Salzwasser oder Wind. Packen Sie sich für den nächsten Urlaub auch eine Haarkur in den Koffer!

Bei wirren Locken und spröden Spitzen «kuren» Sie am besten einmal wöchentlich, bei normalem Haar reicht einmal im Monat. Haarkuren sind nicht für die Kopfhaut gedacht – nach Möglichkeit also nur die Haare behandeln.

Haarwasser erfrischt, beruhigt und durchblutet die Kopfhaut. Massieren Sie einen Spritzer ein, wenn Ihnen danach ist – auch täglich.

STYLINGPRODUKTE: Gel und mehr

Zum Stylen der Haare gibt es eine Vielzahl unterschiedlicher Produkte. Sie alle sind ähnlich wie eine Haarkur ausschließlich für die Haare und nicht für die Kopfhaut bestimmt. Produkte mit festigender Wirkung enthalten in der Regel auch Alkohol, können also die Kopfhaut reizen und die Haarenden austrocknen. Bei sprödem Haar und trockener Kopfhaut sollten Sie Festiger lieber meiden.

Schaumfestiger schafft Fülle

Mit einem Schaumfestiger sieht das Haar voller aus, sitzt besser und läßt sich beim Fönen leichter stylen. Sparsam in das handtuchfeuchte Haar einkämmen.

Wetgel festigt nasse Haare und schafft Mega-Glanz. In das feuchte Haar geben und trocknen lassen. Danach nicht mehr mit den Fingern durch die gehärteten Haare gehen, sonst bricht das Werk.

Ein Gel können Sie mit dem Kamm oder mit den Fingern ins trockene oder handtuchfeuchte Haar geben. Die leicht klebrige Masse gibt den Haaren den erwünschten Schwung und läßt sie enger am Kopf anliegen. Nach dem Auftragen nicht mehr durchkämmen, sonst ist die Wirkung futsch.

Haarspray ist der Klassiker unter den Festigern. Je feiner der Sprühnebel, desto unauffälliger wirkt das Produkt. Die fertige Frisur aus ca. 30 Zentimeter Abstand besprühen und die Haare mit den Fingerspitzen in Form zupfen, solange das Spray noch feucht ist. Bei Pumpsprays die Düse gelegentlich mit kaltem Wasser auswaschen.

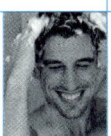

Frisiercreme hat keine festigende Wirkung. Sie macht das Haar williger, hält es in Form und gibt ihm Struktur. Frisiercremes sind mit oder ohne Fett erhältlich. Profi-Tip: Etwas Bodylotion oder Allzweckcreme (z. B. die «Blaue») in den Händen verteilen und mit gespreizten Fingern in die Haare streichen. Das Haar fliegt weniger und fällt besser.

Preiswertes Haarstyling mit Bodylotion oder Allzweckcreme

Haarwachs ist pures Fett und ohne Promille. Es hält dickes, kräftiges Haar in Form. Vorsicht: Es ist schwer auszuwaschen.

Stylingprodukte werden in verschiedenen Stärken angeboten, von «normal» bis «extrastrong». Feines Haar verklebt leicht, wenn das Mittel zu stark ist. Wenn Sie jedoch sehr dickes Haar haben oder eine besonders «standfeste» Frisur wünschen, liegen Sie mit «strong» oder «extrastrong» richtig. Haarprodukte «für Männer» haben u. a. den Vorteil, daß sie dezenter oder zumindest «männlicher» duften.

TIPS UND TRICKS für die Haarpflege

Mehr Fülle

Beim Fönen den Kopf nach unten hängen und von allen Seiten Wind geben. Wenn die Haare trocken sind, richten Sie sich auf und pusten die Frisur in Form.

Feine Haare

Ein kurzer, guter Haarschnitt bringt am meisten. Einmal pro Monat nachschneiden lassen. Eine leichte, eventuell etwas dunklere Tönung verstärkt den Effekt. Wählen Sie zur täglichen Haarpflege Produkte «für mehr Volumen» oder «feines Haar» («ölige» Produkte meiden), Stylingschaum füllt auf.

Falls Ihr Haar plötzlich feiner wird, überprüfen Sie Ihre Ernährung auf genügend Vitamine und Mineralien.

Fettige Haare

Die ohnehin erhöhte Talgproduktion wird durch jegliche Reizung der Kopfhaut weiter angekurbelt. Wie Sie solche Reize vermeiden können:

▷ Hände aus den Haaren lassen,

▷ mechanische Reize, wie zum Beispiel kräftige Massagen beim Waschen, Trocknen oder Bürsten, vermeiden,

▷ Conditioner, Haarkuren und cremige Stylingprodukte erst einmal weglassen,

▷ möglichst auf Kopfbedeckungen verzichten.

Spezialshampoos gegen fettige Haare können die Kopfhaut stark austrocknen, und dann wird die körpereigene Fettproduktion aufs neue alarmiert. Deshalb sollen solche Shampoos nicht ständig benutzt werden, sondern allenfalls als Kur für maximal vier Wochen. Probieren Sie es erst einmal mit einem milden Shampoo und waschen die Haare möglichst täglich. Einmal die Woche «mit Vorwäsche» (Seite 69).

Fettige Haare am besten täglich mit mildem Shampoo waschen

Fettbremse

Hausmittel gegen fettige Kopfhaut:

▷ Wasser und Obstessig zu gleichen Teilen mischen, nach dem Waschen vorsichtig einreiben, anschließend leicht ausspülen.

▷ Vier Eßlöffel Meersalz in das letzte Spülwasser geben.

▷ Wöchentlich eine Maske aus Heilerde (Reformhaus) mit Wasser anrühren, auftragen, sorgfältig mit dem Kamm verteilen und nach 20 Minuten auswaschen.

Trockenes, strapaziertes Haar

Kein Glanz, struppige Enden? Da gilt absolute Schonung! Halten Sie sich an die Tips zur schonenden Haarwäsche (Seite 59). Was außerdem hilft:

▷ Spezialshampoo für trockenes Haar und die entsprechende Spülung verwenden (probieren Sie mal Leave-In-Conditioner),

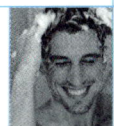

Ab und zu eine Haarkur hilft
bei trockenem Haar

▷ ab und zu (bis zu einmal wöchentlich) eine pflegende Haarkur in die Enden geben,

▷ Shampoo akribisch ausspülen, den kalten Guß am Ende kultivieren,

▷ möglichst wenig und kühl fönen,

▷ die Haare vor Sonne und Staub (zum Beispiel beim Sport oder am Arbeitsplatz) mit einer Kappe oder einem Tuch schützen,

▷ nach dem Schwimmen in Chlor- und Salzwasser die Haare gründlich ausspülen,

▷ spröde Spitzen regelmäßig schneiden lassen,

▷ fetthaltige Glanz-Lotionen und -Spray sparsam verwenden, damit das Haar nicht zu ölig wird.

Wenn Schonung und Pflege gar nichts nützen, wagen Sie den Neubeginn: Haare ab und frische züchten.

Extra-Fett

Hausmittel bei ausgedörrter Kopfhaut und trockenen Haaren:

▷ Regelmäßige Kopfhautmassagen mit einer Massagehaarbürste regen die Talgproduktion an.

▷ Jojoba- oder Süßmandelöl in das Haar oder (bei trockenen Schuppen) in die Kopfhaut einmassieren und mindestens 20 Minuten oder noch besser über Nacht einwirken lassen. Danach die Haare wie gewohnt waschen. Das Öl läßt sich leichter auftragen, wenn Sie es vorher leicht erwärmen.

▷ Spülung mit Milch: Nach dem Waschen einen Viertelliter Milch ins nasse Haar einreiben, nach drei bis fünf Minuten ausspülen.

▷ Spülung mit Bier: 1/4 l Bier mit 1/4 l Wasser mischen, nach dem Waschen ins nasse Haar einreiben. Akkurat ausspülen, damit keine «Fahne» bleibt.

▷ Rauhe Haarenden nicht mit Spray oder Gel behandeln (beides trocknet aus), sondern etwas Bodylotion, Fettcreme, Haarkur oder Frisiercreme nehmen.

FARBWECHSEL:
Neue Töne

Wie entschlossen sind Sie denn? Zur Auswahl stehen unterschiedlich «radikale» Lösungen:

Ganz dezent wirken Farbshampoos und -spülungen: Sie intensivieren Ihre natürliche Haarfarbe.

Eine Schaumtönung können Sie leicht selbst anwenden

Eine Pflegetönung verschafft Ihnen auf die sanfte Tour jede Nuance, die dunkler oder roter ist als Ihre eigene. Der neue Farbton wäscht sich sukzessive von selbst heraus und ist nach acht bis zehn Haarwäschen wieder verschwunden.

Wenn die neue Farbe länger halten soll und Sie auch graue Haare abdecken möchten, nehmen Sie eine Intensivtönung. Diese Produkte enthalten Wasserstoff und wirken direkt auf die Haarstruktur.

Besonders haltbar und in jeder Schattierung zu haben (leider aber auch besonders aggressiv) sind Haarfarben. Zu bedenken: Wer einmal angefangen hat, muß ständig nachfärben, denn alle drei bis vier Wochen wird der natürliche Farbton am Ansatz deutlich sichtbar.

SCHUPPEN:
Erfolg in drei Stufen

Eigentlich handelt es sich um einen ganz normalen Vorgang: In einem Zyklus von etwa vier Wochen erneuert sich die Kopfhaut ganz und gar. Täglich werden sechs bis zehn Gramm alte, mikroskopisch kleine Hornzellen einzeln abgestoßen, meist ohne daß wir etwas davon merken oder sehen.

Wird aber das physiologische Gleichgewicht auf der Kopfhaut gestört, zum Beispiel durch extreme Kälte oder Hitze, trockene Heizungsluft und andere «Haarkiller» (Seite 62), entsteht ein zu trockenes oder zu fettes Milieu; die Zellerneuerung geht schneller und unvollständig vor sich. Die Hornschüppchen verkleben miteinander, bilden Pakete, rieseln herab und machen sich auf Ihrem dunklen Anzug

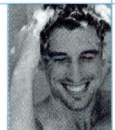

unübersehbar breit. Oft kommt ein lästiger Juckreiz dazu – Kratzen macht das Ganze noch schlimmer: Immer neue, winzige Verletzungen entstehen, auf der strapazierten Kopfhaut finden Hefepilze und Bakterien einen idealen Nährboden und provozieren fleißig frischen Neuschnee.

Das einzig Positive an Schuppen: Ansteckend sind sie in keinem Fall. Packen Sie das Problem an der Wurzel, denn da kommt es her! Wenn Sie sich an diesen Drei-Stufen-Plan halten, sind Ihre Schuppen bald Schnee von gestern.

Stufe 1: Diagnose und richtige Pflege

Normalerweise können Sie Schuppen selbst behandeln. Treten aber zusätzlich Rötungen, extremer Juckreiz, Nässen oder Eiterherde auf, lassen Sie sich vom Hautarzt untersuchen. Gelegentlich werden Schuppen durch eine allergische Reaktion auf Inhaltsstoffe von Pflege- oder Stylingprodukten ausgelöst. Reste von Shampoo oder Festigern sehen Schuppen ähnlich und werden nicht selten verwechselt. In wenigen Fällen sind sie Anzeichen einer Erkrankung wie zum Beispiel Ekzem oder Schuppenflechte.

Bei den harmlosen Schuppen sind im wesentlichen zwei Arten zu unterscheiden:

▷ Fettige Schuppen

Ob fettig oder trocken – Schuppen sind meist harmlos

Die gängige Variante. Die Haare sind bereits einen bis zwei Tage nach dem Waschen wieder strähnig und fettig, wahrscheinlich glänzt die Gesichtshaut und neigt zu Unreinheiten. Die eher gelblichen Schuppen können relativ groß sein. Wenn Sie die Biester zwischen den Fingern zerreiben, verbleibt ein öliger Film. Dann gilt der Behandlungsplan für fettige Haare (Seite 65).

▷ Trockene Schuppen

Der Skalp spannt und juckt, die Haut am Körper und das Haar sind oft ebenfalls eher trocken und glanzlos. Die Schuppen sind klein, farblos, liegen im ganzen Haar verteilt und rieseln bei jeder Kopfbewegung. Es gilt der Behandlungsplan für trockenes, strapaziertes Haar (Seite 65).

Stufe 2: Anti-Schuppen-Produkte

Nach zwei bis drei Wochen schuppt es immer noch, obwohl Sie alles probiert haben? Dann ist es klug, noch etwas mehr zu tun, sonst wird's immer schlimmer:

Spezielle Produkte mit keimtötenden Substanzen gegen fettige oder trockene Schuppen gibt es in Apotheken, Drogerien und Kaufhäusern. Anti-Schuppen-Shampoos stillen den Juckreiz, entfernen alte Hornschüppchen, pflegen die Haut und können neue Reizungen verhindern. Das Shampoo wird ohne großen Druck in die Kopfhaut einmassiert und soll drei bis fünf Minuten im nassen Haar wirken. Im günstigen Fall ist schon nach den ersten Anwendungen eine Linderung spürbar. Um alle Keime zu erledigen, waschen Sie Kämme und Bürsten wöchentlich mit Ihrem Spezialshampoo.

Auch Kämme und Bürsten brauchen Anti-Schuppen-Pflege

Haarmasken beruhigen gereizte Kopfhaut und werden nach ca. 30 Minuten herausgewaschen. Tonics (für fettige Kopfhaut) und Öle (für trockene Haut) verbleiben im Haar. Mit einem Kopfhautpeeling können Sie etwa einmal im Monat die Kopfhaut porentief reinigen.

Diese Intensivbehandlung sollte spätestens nach drei bis vier Wochen anschlagen, so daß künftig oder zumindest für die nächsten Monate nichts mehr rieselt. Ist das nicht der Fall, können Sie es noch einmal mit einem anderen Produkt versuchen. Oder Sie lassen sich untersuchen und beraten, zum Beispiel von einem Hautarzt oder Heilpraktiker.

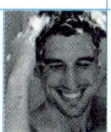

Stufe 3: Wachsam
bleiben

Um weitere «Zwischenfälle» zu vermeiden, gilt ab sofort und ständig Stufe 1, das heißt schonende, «artgerechte» Haarpflege.

HAARAUSFALL: Ursachen und Strategien

Gegen Haarausfall werden unzählige Mittel erfunden – die meisten nützen dem Anwender leider gar nichts. Doch der Markt ist riesig. Allein in Europa leben 60 Prozent der Männer über 20 mit schütterem Haar. Nach Meinung von Experten wird dieser Trend sich fortsetzen – die Evolution der Menschheit geht hin zum kahlköpfigen Mann. Das heißt, wer heute bereits wenig Kopfhaar hat, ist seinen Altersgenossen in der Entwicklung quasi einen Schritt voraus.

Statistisch abgesichert: Frauen finden wenig Haare anregend

Und die Frauen? 92 Prozent kümmert es gar nicht, wenn Männer wenig Haare haben. Und 38 Prozent finden wenig Haare sogar sexy, wie Befragungen ergeben haben. Kahlköpfige Männer umgibt seit jeher ein erotischer Mythos, denken Sie mal an Sexsymbole wie Yul Brynner und «Kojak». Sogar mit spärlicher Haarpracht werden Punkte gemacht: Bruce Willis, Sean Connery und Jack Nicholson führen die Hitlisten der aufregendsten Männer an.

Der «männliche Haarausfall»

Nur in wenigen Fällen ist Haarausfall krankhaft, ansonsten handelt es sich bei Männern um einen vollkommen natürlichen Prozeß, der bei fast jedem irgendwann einsetzt. Ab wann das Kopfhaar weniger wird und wie schnell das geht, bestimmen in erster Linie Ihre Gene. Der Spruch «Wie der Vater, so der Sohn» stimmt zwar nur zur Hälfte (auch die

Muttersippe schleust Gene ein), hat hier aber seine Berechtigung: In 90 Prozent aller Fälle ist Haarausfall bei Männern erblich bedingt (= «männlicher Haarausfall»).

Für die oft gelobte Verbindung von frühem Haarausfall und hoher sexueller Potenz aufgrund eines Übermaßes an männlichen Hormonen gibt es bisher zumindest keinen wissenschaftlichen Beweis. Als wahrscheinlich gilt derzeit vielmehr, daß diese Hormone an bestimmten, genetisch vorprogrammierten Partien die Haarfabriken (Haarfollikel) dazu veranlassen, ab einem bestimmten Zeitpunkt nicht mehr kräftige Haarschäfte zu produzieren, sondern nur noch winzigkleine Miniaturausgaben.

Der «männliche Haarausfall» ist genetisch programmiert

Diese farblosen Flaumhärchen sind kaum sichtbar – so entsteht der Eindruck von kahlen Stellen. Warum das nun gerade z. B. die Geheimratsecken betrifft und nur wenige Zentimeter daneben das Haar stattlich weitersprießt – daran wird noch geforscht.

Andere mögliche Ursachen

Nur bei etwa jedem zehnten Betroffenen ist Haarausfall Symptom einer Gesundheitsstörung.

Mögliche Auslöser:

▷ Vitamin- und Mineralienmangel, zum Beispiel nach starken Durchfällen, Grippe, hohem Fieber oder als Folge von Fehlernährung und Crash-Diäten,

▷ Funktionsstörungen der Schilddrüse,

▷ bestimmte Medikamente,

▷ ungesunder Streß.

▷ Arterienverkalkung aufgrund eines erhöhten Cholesterinspiegels (Risikofaktoren: Ernährungsfehler, mangelnde Bewegung, Streß) wird von Medizinern ebenfalls in Erwägung gezogen.

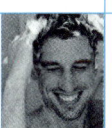

Derzeit werden in Deutschland jährlich etwa drei Milliarden Mark für Haarwuchsmittel und -behandlungen ausgegeben: Kräuterextrakte, Wärme, Sauerstoff oder Haarwässer und Tinkturen sollen die Durchblutung der Kopfhaut fördern und somit auch die Haarwurzeln zu erhöhter Aktivität veranlassen.

Die meisten Haarwuchsmittel und -therapien helfen allenfalls für kurze Zeit

Nach Meinung von spezialisierten Medizinern können Sie Ihr Geld sparen: Solche durchblutungsfördernden Maßnahmen können den erblich bedingten Haarausfall allenfalls minimal verzögern. Langfristig haben sie jedoch keinen nachweisbaren Erfolg. Erbanlagen von außen zu manipulieren kann anscheinend auch mit der teuersten Geheimtinktur nicht gelingen. Aber, wer weiß – hat Glaube nicht schon Berge versetzt?!

Der Versuch, die für den Kahlschlag mitverantwortliche Testosteronproduktion mit Hormonpillen zu hemmen, hat seine Tücken: Die Behandlung kann auf Kosten der Libido gehen, das heißt, die Lust auf Sex sowie die Potenz selbst lassen nach. Mehr Haare, weniger Sex – wer will das schon! Dazu kommt, daß weitere Nebenwirkungen der Präparate möglich sind.

Der Wirkstoff Finasterid

Das bisher wirksamste Mittel bei erblich bedingtem Haarausfall ist der chemische Wirkstoff Finasterid. Mit dieser Substanz gelang es erstmals, ein Mittel zu finden, welches im Haarfollikel selbst wirkt und nicht den Hormonhaushalt verändert. Finasterid wird bereits seit Jahren zur Behandlung von Prostataerkrankungen älterer Männer eingesetzt. Eher zufällig wurde entdeckt, daß die Chemikalie nebenbei auch die Haarfollikel stimuliert.

Erste Studien des Herstellers ergaben: Bei 80 Prozent der Probanden, die das Präparat ein Jahr lang regelmäßig einnahmen, kam der Haarausfall zum Stillstand, der auch im zweiten Jahr anhielt. Bei 30 bis 60 Prozent der Studienteilnehmer sollen sogar kräftige Haare nachgewachsen sein. Das klingt verlockend, aber es gibt ernstzunehmende Kritikpunkte:

▷ Finasterid wirkt zur Zeit nicht bei allen Männern, und der Haarausfall kommt, wenn überhaupt, erst nach Monaten regelmäßiger, täglicher Einnahme zum Stillstand.

Finasterid kann Haarausfall zum Stillstand bringen, muß aber ständig eingenommen werden

▷ Sobald das Präparat abgesetzt wird, ist die Wirkung vorüber, und jedes neu gewonnene Haar fällt sofort wieder aus.

▷ Die bisher vorliegenden Studien über Nebenwirkungen des Präparats beziehen sich auf ältere Männer. Noch niemand weiß, was passieren kann, wenn Finasterid über Jahre oder Jahrzehnte täglich eingenommen wird – genau das ist aber notwendig, um den ererbten Haarausfall zu hemmen.

▷ Unklar ist, ob die Medikamente nach jahrelanger Einnahme noch wirken.

Ersatzhaar

Original oder Fälschung? Wer partout die Lücken wegmogeln will, dem stehen im wesentlichen folgende Möglichkeiten offen:

▷ Eine Eigenhaartransplantation ist überaus kostspielig und aufwendig. Aus der Nackenpartie werden Hautlappen herausgeschnitten, die Haare unter dem Mikroskop separiert, und anschließend wird jedes einzelne Haar in eine vorgebohrte Öffnung der Kopfhaut implantiert. Wenn es nicht zu Entzündungen kommt, die verpflanzte Haarwurzel auch anwächst und Sie zu mehreren Operationen bereit sind, werden auf diese Weise tatsächlich Haarlücken geschlossen. Dagegen stößt der Körper Kunsthaartransplantationen nicht selten nach einiger Zeit wieder ab.

▷ Hairweaving ist eine Methode, dünnen Bewuchs aufzufüllen: Fremdes Haar wird in die eigenen Reste «eingeknotet».

▷ Hochwertige Toupets oder Perücken sind sogar aus nächster Nähe von den eigenen Haaren kaum noch zu unterscheiden. Verschiedenste Verfahren sorgen für Sitzfestigkeit. Gerade hier – aber auch bei den übrigen Methoden – lohnt es sich, Angebote zu vergleichen und auch Alternativen zu prüfen.

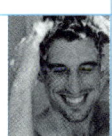

Kurz und gut

Bei Abwägung aller Fakten dieses Kapitels macht es durchaus Sinn, lieber Leser, Ihr Geld nicht für teure Mittel und Methoden, sondern lieber für gewinnbringendere Vergnügungen auszugeben. Betrachten Sie den Haarverlust als das, was er ist: naturgegeben. (Schließlich haben sich auch Frauen ihrerseits mit den Zeichen der Zeit abzufinden.)

Modische Kappen und Hüte zieren Ihr Haupt und verwehren fremden Augen den Blick, falls Sie es mal wünschen.

Ansonsten wurde die einfachste, billigste und am meisten vorteilhafte Strategie bei Haarausfall erfreulicherweise zur Mode: Gehen Sie in die Offensive, und schneiden Sie die restlichen Haare radikal ab – je kürzer, desto besser! Damit können Sie nur gewinnen: Die Frisur sieht männlich aus und fühlt sich aufregend an – nicht nur für Sie selbst, sondern auch für die Person, die drüberstreicht. Zudem werden Friseurbesuche überflüssig, denn Ihren neuen Look können Sie mit der Haarschneidemaschine selbst pflegen.

Die beste Strategie bei Haarverlust: ein moderner ultrakurzer Schnitt

Der Körper:

PROFESSIONELL
PFLEGEN

Nun wird es noch schöner.
Jeder weiß, wie herrlich
erfrischend eine Dusche,
wie entspannend ein Bad
oder eine gekonnte Berüh-
rung sich auswirkt.

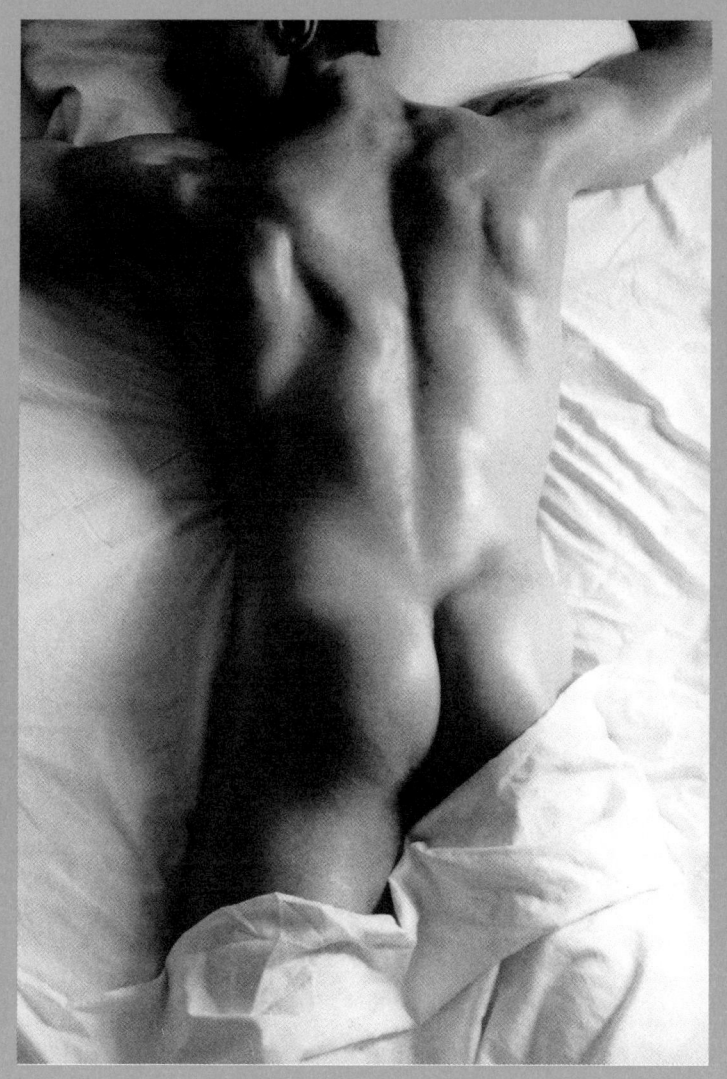

Die Haut ist unser größtes Sinnesorgan und sendet laufend Informationen an tiefere Instanzen. Bei einem Gewicht von ca. zwei Kilo umfaßt sie durchschnittlich 1,6 Quadratmeter Fläche – viel Platz für erogene Zonen.

Hautpflege ist ein Genuß für Körper, Geist und Seele

Wird sie von Ihnen mit ausreichend Feuchtigkeit, Sauerstoff (die Poren wollen atmen) und angemessener Temperatur versorgt, ist die Haut Ihre beste Freundin. Wird sie vernachlässigt oder gar überstrapaziert, kann sie ganz schön zickig reagieren. Machen Sie sich zum Experten in Sachen Pflegegenuß: Die Körperhaut braucht andere Produkte als die Gesichtshaut. Sie ist unempfindlicher, hat weniger Talgdrüsen und produziert weniger Fett.

Hautnah

Unsere «äußere Hülle» hat viele wichtige Aufgaben:

▷ Die Haut ist größtes Organ und Schutzschild des Körpers: Sie bewahrt das Innere vor mechanischen, elektrischen, chemischen, vor Kälte- bzw. Hitzeeinwirkungen und verhindert das Eindringen von Bakterien.

▷ Sie ist an Stoffwechselprozessen beteiligt, nimmt durch feine Poren Nährstoffe auf, scheidet Gifte und Schlacken aus und beeinflußt die Körpertemperatur.

▷ Auch zu unserem Wohlergehen trägt die Haut entscheidend bei, umgekehrt ist sie das Spiegelbild unserer Befindlichkeit. Ganzheitlich betrachtet, bedeutet jede Hautirritation ein Alarmsignal des Gesamtorganismus. Mediziner lesen innere Krankheiten u. a. am Hautbild ab.

▷ Als größtes Sinnesorgan ertastet sie die Umgebung, nimmt Berührung wahr und spürt Druck, Temperatur sowie Schmerz.

Der Säureschutzmantel der Haut

Die gesamte Hautoberfläche ist von einem unsichtbaren Schutzfilm (Säureschutzmantel) überzogen, der die Haut glatt und geschmeidig hält, Feuchtigkeit bewahrt und schädliche Bakterien abwehrt. Dieses schwach saure Gemisch aus Schweiß und Talg hat einen natürlichen pH-Wert zwischen 5,4 und 5,9.

Auch mit wenig Seife werden Sie sauber!

Jedes Waschen (und Rasieren) mit jeder Art von Seife oder Syndet bedeutet einen mehr oder minder starken Eingriff in das hauteigene Schutzsystem. Denn dabei werden außer dem Schmutz auch körpereigene Fette entfernt, was den pH-Wert erhöht und die Haut reizt. Reinigungsmittel mit einem ausgewiesenen pH-Wert von 5,5 richten am wenigsten Schaden an. Produkte mit der Bezeichnung «pH-neutral» haben einen pH-Wert von 7 – das ist zuviel.

Leberflecke

Keine Panik! Jeder hat solche Hautflecke, und die meisten sind ungefährlich. Eine Untersuchung beim Hautarzt ist angezeigt, wenn ein Fleck

▷ heller oder dunkler wird,

▷ juckt oder blutet,

▷ stellenweise asymmetrisch wächst.

Bei den meisten kommen im Lauf des Lebens weitere Leberflecke dazu. Regelmäßige Kontrolluntersuchungen (etwa einmal jährlich) sind sinnvoll, wenn jemand extrem viele Leberflecke hat, oder dann, wenn sie sich plötzlich stark vermehren.

DUSCHEN: Wasser tut gut!

Ziehen Sie den Vorhang hinter sich zu, und schalten Sie ab. Lassen Sie die Tropfen über Ihren Körper prasseln, genießen Sie das Prickeln, und stellen Sie sich vor, Sie ständen unter einem klaren, erfrischenden Wasserfall, mitten in der schönsten Natur. Wer so den Tag beginnt, hat garantiert gute Laune.

Vorher oder nachher schäumen Sie sich ein bißchen ein, denn tägliche Reinigung tut not. «Ein bißchen» bedeutet: Nur die Stellen einseifen, die es brauchen, also Achselhöhlen, Intimbereich, Füße (woanders gibt es ohnehin keine Duftdrüsen) und alles, was wirklich «schmutzig» ist.

Überall sonst reichen die Schaumreste aus. Ohren und Bauchnabel nicht vergessen, gründlich abspülen.

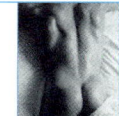

Mittel zum Zweck

Auch bei täglichem Abtauchen regeneriert sich normale Haut, wenn Sie milde Seife oder Duschgel verwenden. Creme-Duschgel sowie Duschbalsam oder -öl liefern rückfettende Substanzen und sind für spröde, empfindliche Haut sowie häufiges Waschen konzipiert. Dann besser auf Parfumstoffe verzichten; nicht zu lange und zu heiß brausen.

Warmes Wasser entspannt, kühles regt an

Heißes Wasser trocknet die Haut aus, warmes entspannt, kühles regt an.

Duschseifen mit ätherischen Ölen aus Minze, Zitronenmelisse oder Lemongras bringen Morgenmuffel an den Start. Ein Duschmittel mit der Duftnote Ihres Parfums weist Sie als Pflege-Gourmet aus.

Schwämme oder Waschlappen lösen Schmutz und abgestorbene Hautzellen intensiver, fördern die Durchblutung und machen die Haut glatter. Die Utensilien immer erstklassig trocknen lassen und reinigen, sonst werden sie zum Tummelplatz für Mikroorganismen. Naturschwämme fühlen sich besser an und halten länger.

Wasser sparen

Auf Mutter Erde wird das Wasser knapp. Die Zeit ist vorbei, wo kostbares Naß unbewußt in den Abfluß laufen durfte. Es gilt, Trinkwasser zu erhalten! Nehmen Sie nur das Allernötigste, drehen Sie die Hähne zu, wenn Sie sich einseifen, duschen Sie kurz, baden Sie selten! Ein Vollbad verbraucht im Schnitt 70 Prozent mehr Energie als eine Dusche. In anderen Regionen ist es längst selbstverständlich, mit Wasser sparsam umzugehen.

Seife, Duschgel und Syndets

Die klassische Seife besteht u. a. entweder aus tierischen oder aus pflanzlichen Fetten. Obwohl sie als natürlich und gesund gilt, greift gerade Kernseife den Säureschutzmantel der Haut an. Moderne Cremeseifen tun das etwas weniger, weil Pflegestoffe zugesetzt sind. Deoseifen enthalten zusätzlich bakterienhemmende Stoffe. Noch reizender.

Im Chemielabor wurden die Syndets (= «synthetische Detergenzien») entwickelt. Sie stecken heute als hautfreundlicher Seifenersatz in vielen Duschgels und Waschstücken.

Wirkung erzielen

Wechselduschen oder ein kalter Guß zum Schluß wecken Sie garantiert auf, trainieren obendrein die Blutgefäße, kurbeln den Kreislauf an, stärken das Immunsystem und beleben die Haut. So geht's: Erst unter warmem Wasser reinigen, dann den ganzen Körper mindestens 10 Sekunden kühl abspülen, nun doppelt so lange wieder auf warm drehen. Wiederholen Sie das zwei- bis dreimal, mit kalt beenden. Wenn's eisig wird, atmen Sie aus, statt die Luft anzuhalten. So läßt es sich viel leichter aushalten!

Die kalte Dusche verleiht einen klaren Kopf, erfrischt den Teint und stärkt das Ego. Eiskalt muß nicht sein, 20–25° C machen Sie noch nicht zum Warmduscher, drei bis vier Minuten reichen. Für alle durchblutungsfördernden Maßnahmen gilt: Rücksicht auf das Herz nehmen! Immer am rechten Fuß oder an der rechten Hand starten, dann langsam hochtasten.

Ein kalter Guß macht fit für den Tag

Massageduschen: Muskelverspannungen begegnen Sie mit einem gezielten Strahl, am wirkungsvollsten durch einen Spezialduschkopf. Ein kräftiger Strom und/oder pulsierender Druck entspannt die Muskulatur z. B. nach dem Sport, die weiche Brause über Kopf und Nacken lockert vollkommen.

Entspannung ohne Badewanne: Lassen Sie zuerst lauwarmes, dann immer wärmeres Wasser über die Nackenwirbel laufen. Der Schwall soll möglichst weich sein, genießen Sie die Wärme.

Algenextrakte (Thalasso) in Tablettenform werden in Spezialduschköpfe eingelegt. Je nach Komposition zur Entspannung oder für mehr Energie (Parfümerien). Damit holen Sie sich die anregende Wirkung von Meerwasser in Ihr Badezimmer.

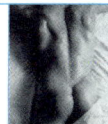

Zu zweit zu duschen spart meistens doch kein Wasser, regt aber um so mehr an!

BADEN:
Kurzurlaub in der Wanne

Ein Vollbad zum Entspannen nutzen, nicht zum Reinigen

Nicht nur Japaner würden niemals ins Badewasser steigen, ohne sich vorher gründlich gesäubert zu haben. Ein Vollbad ist zur Entspannung da und nicht für die Reinigung. Deshalb: Verwöhnen Sie sich maximal ein- bis zweimal die Woche damit. Schon die alten Römer streuten statt Seife (wie das hierzulande üblich ist) wertvolle Essenzen in das dampfende Wasser. Solche Zusätze werden von Haut und Nase absorbiert und steigern Wohlbefinden und Gesundheit (Seite 83). In allen Kulturen dienen Badezeremonien seit jeher als Labsal für Körper und Geist.

Nehmen Sie sich Ihren Kurzurlaub in der heimischen Badewanne – allein oder zu zweit . . . Zelebrieren Sie Ihr Bad. Eine Stunde reicht, und Sie fühlen sich wieder topfit. Dabei steigert das richtige Ambiente die regenerierende Wirkung ungemein: Tür zu, Telefon aus, leise Musik an, Kerzenlicht, Heizung aufdrehen, Socken und Badetuch vorwärmen und ein Getränk griffbereit.

Apropos: Sekt sowie jeglicher Alkohol in der Badewanne schwächen leider den Kreislauf. Empfehlenswert sind nachher zwei Gläser Mineralwasser, warmer Kräutertee oder etwas frischgepreßter Saft. Ein kühler Waschlappen auf der Stirn beruhigt, ein Augenkissen bzw. eine Gelbrille (beides in Parfümerien) oder ein Tuch über dem Gesicht lassen Sie den Alltag vergessen und in andere Welten gleiten.

Beobachten Sie das Badethermometer: Bei 38 Grad wirkt das Wasser entspannend, bei 35° belebend, und für zehn bis 30 Sekunden bei nur 18° einzutauchen, macht Sie zum Helden.

Länger als 20 Minuten in der Badewanne macht Ihre

Haut nicht mit. Spätestens wenn die Fingerkuppen Wellen schlagen, ist es Zeit zum Auftauchen, denn Wasser trocknet die Haut aus. Duschen Sie sich mit kühlem Wasser ab, packen Sie sich warm ein, und legen Sie sich noch mindestens 15 Minuten lang hin, um den Effekt voll auszuschöpfen.

Nach dem Bad noch ein wenig relaxen

Und noch etwas (hoffentlich liegen Sie noch nicht in der Wanne!): Starten Sie – dem Kreislauf zuliebe – das Bad erst zwei Stunden nach der letzten großen Mahlzeit. Bei Kreislaufproblemen generell nicht zu heiß und mit geringerem Wasserstand baden (Druck auf Brust und Schultern vermeiden).

Falls Ihnen trotzdem mal schummrig werden sollte, ziehen Sie den Stöpsel, kommen Sie langsam höher und duschen Sie Ihre Beine und Arme kurz kühl ab. Danach raus und die Beine hochlegen – ruhig atmen.

Wirkungsvolle Badezusätze

Die beliebten Schaumbäder enthalten reinigende Waschsubstanzen, die zugleich die Haut leicht austrocknen. Schaumbäder sind also etwas für robuste Häute.

Cremebadezusätze reinigen und pflegen normale Haut schonend. Ölbäder enthalten keine Seife, sie sind deshalb ideal bei spröder Haut.

Meersalzbäder (Apotheke, Reformhaus, Parfümerie) holen den Ozean ins heimische Badezimmer und gelten als wahre Wohltat. Sie liefern Mineralien, Feuchtigkeit, stimulieren die Stoffwechselprozesse und revitalisieren nach einem anstrengenden Tag.

Meersalzbäder bringen den Ozean in die Badewanne

Kräuterzusätze oder ätherische Öle (Seite 84) haben Heilwirkung. Achten Sie auf eine hohe Qualität der Inhaltsstoffe. Nur erlesene, natürliche Substanzen aus Spezial- oder Bioläden, Apotheken oder Reformhäusern halten, was sie versprechen. Billige, synthetische Öle können sogar Kopfschmerzen verursachen.

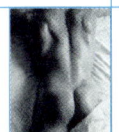

Kleopatra badete ihrer Schönheit zuliebe in Eselsmilch. Hier ein paar Rezepte für Sie:

Bei **normaler Haut**: 6 Eßlöffel Honig in 0,3 Liter erwärmte Milch verrühren und die Mischung ins Badewasser geben.

Bei **trockener, schuppiger Haut**: 2 Eßlöffel kaltgepreßtes Olivenöl und einen Becher Vollmilch ins Wasser geben.

Belebend wirken natürliche Salzbäder (Seite 83) und ätherische Öle wie Minze, Mandarine, Zitrone, Bergamotte.

Entspannend sind Rose, Melisse, Orange, Vanille.

Aphrodisierend: Ylang Ylang, Sandelholz, Ingwer, Jasmin.

Ätherisches Öl nicht pur in die Wanne schütten, es braucht «Vermittler»: 5 – 15 Tropfen mit 1/8 l Sahne oder Buttermilch mischen, dann ins zuerst lauwarme (!) Wasser geben.

EINCREMEN:
Das mag auch Männerhaut

Beim täglichen Waschen entziehen Seife, Hitze und Wasser der Haut körpereigene Fette und Feuchtigkeit. Normalerweise reguliert sie sich innerhalb von zwei Stunden von selbst, tägliches Eincremen ist nicht nötig, falls Sie ein robustes Fell haben oder sich schonend pflegen. Bei «zuviel» von allem braucht die Haut jedoch rechtzeitig Nachschub von außen, sonst entstehen Dürreverhältnisse. Spätestens sobald sich Trockenheit bemerkbar macht, ist es Zeit zu reagieren: Nichtstun macht es schlimmer, und weiche Haut fühlt sich außerdem einfach besser an!

Weiche, glatte Haut fühlt sich einfach besser an

Erhöhter Fett- und Feuchtigkeitsbedarf besteht u. U. nach langen Schaumbadzeremonien, im Winter, nach Flügen, nach kurzen Nächten mit viel Alkohol, nach Sport und Sonne – z. B. im Urlaub – oder schlicht mit zunehmendem Alter. Typische Trockenheitssymptome sind Hautspannen, rauhe Haut, schuppige Haut, gräulicher Teint, Jucken, Falten, Risse, Ekzeme. Ermitteln Sie selbst, wann Ihre Haut Unterstützung braucht und mit welchem Produkt Sie glücklich sind. Ausprobieren bringt Spaß: immer wieder ein neues, angenehmes Gefühl auf der Haut.

Egal was Sie nehmen, benutzen Sie es möglichst unmittelbar nach Dusche oder Bad, das versiegelt Feuchtigkeit und verhindert weitere Dürre. Trinken Sie außerdem reichlich Mineralwasser. Der Flüssigkeitsnachschub von innen wirkt nach außen (Seite 161).

Belebende und pflegende Produkte

Lesen Sie die folgenden Sätze doch mal Ihrer Partnerin vor: Jedes Mittel hat garantiert die beste Wirkung, wenn es von liebevollen Händen einmassiert wird! Man kommt ja selbst auch gar nicht überall ran …

Body-Splash und -Tonic prickeln auf der Haut und erfrischen kolossal. Sie liefern kurzfristig Feuchtigkeit (kein Fett!), zum Teil auch Mineralien, außerdem Duft und Pflege «ultralight». Bei normaler Belastung sind diese Produkte für ölige und normale Haut sowie bei innerer oder äußerer Hitze ein toller Luxus.

Kühlende Körpergele und Bodyfluids, z. B. mit Menthol, enthalten auch kein Fett, aber noch mehr Feuchtigkeit. Sie ziehen schnell ein und sind «cool», z. B. nach dem Sport. Vorsicht bei empfindlicher Haut, die belebenden Inhaltsstoffe reizen. Bei spröder Haut nur milchige Lotionen oder Öle verwenden.

Kühlende Körpergele enthalten viel Feuchtigkeit

Lesen Sie sich die Etiketten von Bodylotionen und Körpermilch durch, es gibt welche für ganz unterschiedliche Bedürfnisse. Alle sind mehr oder minder fetthaltig, leider wird nur bei wenigen auf Duftstoffe verzichtet. «Gängige» Männerhaut braucht eine sehr leichte, wenig cremige Lotion für die normale Haut. Die Lotion aus Ihrer Herrenduftserie ist im Idealfall 1. passend für die Nase und 2. meist von leichter Konsistenz (Parfümerie).

Fettcremes oder Salben in Dosen oder Tuben sind für einzelne, besonders bedürftige Stellen (z. B. Schienbeine, Ellenbogen, Knie, Füße, Scheuerstellen) ideal.

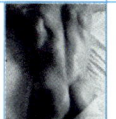

Hautöl ist flüssiges Fett und hinterläßt Flecken in Textilien. Zum Massieren optimal, weil es lange auf der Haut liegt.

Bodypeeling bzw. Bodyscrub wirkt wie eine sanfte Bürstenmassage (siehe unten) und liefert Pflegestoffe. Die Haut wird im Nu samtweich geschliffen, die Poren nehmen vermehrt Sauerstoff auf, und Sie fühlen sich gleich noch besser. Zur Auswahl stehen Pasten (z. B. mit belebenden Salzen) oder, für die mildere Pflege, Two-In-One-Duschgels und Seifenstücke.

SCHWITZEN:
Mittel gegen den Geruch

Schwitzen bewahrt den Körper vor Überhitzung (Seite 148) und reinigt ihn von innen. Mindestens 0,5 bis 1 Liter täglich (!) werden frei, bei Hitze, Sport und Streß noch mehr. Das macht ja nichts – aber etwa nach einer Stunde beginnen Bakterien, den Schweiß zu zersetzen, und das riecht. Am besten schon vorher aktiv werden:

- ▷ **Tägliches Waschen** ist die älteste, bewährteste Methode in der Geschichte der Geruchsbakterienbekämpfung.
- ▷ Es gehen Gerüchte um, daß Vegetarier, Nichtraucher, Antialkoholiker und Schwitzsportler besser riechen sollen ...
- ▷ **«Atmungsaktive» Kleidung** verhindert Körpernässe und Geruchsbildung. Günstig sind Materialien mit mindestens 80 Prozent Baumwolle, Wolle, Seide, Leinen oder auch Viskose.
- ▷ **Deos** vertreiben die Bakterien oder neutralisieren zumindest den Geruch. **Deoroller** auf Emulsionsbasis und manche **Deostifte** sind frei von hautreizendem Alkohol und umweltschädlichen Treibgasen. Viele moderne Produkte enthalten auch keine Parfümstoffe. Gut so! Denn die Achselhaut ist sensibel und dünn, jeder Reizstoff gelangt flugs in den Körper, und Duftallergien werden immer häufiger.
- ▷ **Naturdeosteine** (Apotheke, Bioladen, Reformhaus) wirken ähnlich wie Deos. Sie sind darüber hinaus schadstofffrei, umweltfreundlich, geruchlos, sparsam, für sensible Haut und für den ganzen Körper geeignet.

Sanft, sparsam, umweltfreundlich: Naturdeosteine

- ▷ **Antitranspirant oder -perspirant** nicht ständig benutzen: Diese Mittel blocken zusätzlich die Schweißproduktion, greifen also in natürliche Körpervorgänge ein. Eine sanfte Alternative sind **Körperpuder,** die den Schweiß aufsaugen.
- ▷ **Enthaarte Haut** riecht weniger, weil sich kein Schweiß einnistet.
- ▷ **Schwitzflecke** verschwinden in Windeseile mit dem Fön.

Wenn Sie plötzlich, auch ohne nennenswerte körperliche Anstrengung, extrem unter Schweiß oder Körpergeruch leiden, suchen Sie einen Arzt oder Heilpraktiker auf.

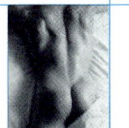

Sexy und aerodynamisch mit kahlem Körper

Schon die Indianer fanden es schick, sich die Haare auszureißen. Auch bei uns ist derzeit ein glatter Body angesagt: An den männlichen Models auf Werbefotos ist kaum ein Haar dran. Das liegt weniger an ihrem jugendlichen Alter, sondern es gilt wohl gerade als sportlich und sexy, Körperhaare verschwinden zu lassen. Unter Sportlern ist das ohnehin üblich: Radfahrer enthaaren wegen der Windschlüpfrigkeit, Schwimmer verringern damit den Wasserwiderstand, Bodybuilder legen ihre Muskelpakete frei.

Die fleißig antrainierten Muskelkonturen erkennt man natürlich besser ohne Pelz, und außerdem ist glatt, besonders beim Sport, hygienischer. Kein Schweiß verfängt sich in den Haaren, reizt die Haut oder verbreitet unerwünschten Duft (besonders unter den Achseln). Daneben bringt es einfach Spaß, sich zu verschönen – Frauen rasieren sich schließlich auch die Beine. Ob nun gerade diese Methode die ideale für Sie ist, finden Sie hier heraus.

Fell abwerfen

Theoretisch ist die Enthaarung überall möglich, praktisch eignet sich nicht jedes Mittel. Rücken und Schultern sind relativ unempfindlich, so daß auch aggressivere Methoden möglich sind. Am Nacken, an der Brust und besonders am Bauch ist die Haut deutlich sensibler. Die Achseln sind vorsichtig zu behandeln, der Intimbereich auch, und wer die Beine in Heimarbeit glätten möchte, braucht viel Geduld (im Kosmetikstudio geht's bequemer).

Die gängigen Methoden

Rasieren

Die schleunigste Art (schnell weg, schnell wieder da) ist für jede Körperpartie geeignet. Lieber naß vorgehen (Seite 45) und immer in Wuchsrichtung schaben, gegebenenfalls mit einem Langhaarschneider vorarbeiten. Trotzdem hält die Prozedur maximal ein paar Tage vor. Das Haar wächst nach dem Rasieren nicht schneller. Es erscheint aber zunächst kräftiger und dunkler, weil die feinen Spitzen gekappt wurden.

Epilieren

Ein Epiliergerät sieht beinah aus wie ein Elektrorasierer. Metallspiralen oder ein Pinzettensystem sollen das Haar mit der Wurzel ausreißen. Bis es nachgewachsen ist, vergehen maximal vier Wochen. Konzipiert und empfohlen sind Epiliergeräte jedoch ausschließlich für die weniger empfindlichen Unterschenkel von Frauen.

Epiliergeräte sind nichts für zarte Männerhaut

Augenzeugen berichten allerdings, daß einige Männer die Geräte erfolgreich zur Befreiung der Brust entfremden. (Angeblich werden dabei Längen vorher mit dem Bartschneider gestutzt, damit das Ding besser greift ...) Für dichte Behaarung ist diese Methode garantiert ungeeignet, weil schmerzhaft.

Chemische Enthaarung

Mit Depilationscreme, -schaum oder -gel (Kaufhäuser, Parfümerien, Drogerien) kommen Sie auch an den Rücken, außerdem wächst das Haar weicher nach. Chemische Substanzen lösen das Haar schon im Schaft, so daß es erst nach einer bis drei Wochen wieder erscheint.

Aber Vorsicht, mancher reagiert gereizt: Besonders bei heller Haut nicht jedes Produkt an sensiblen Regionen gebrauchen, und vor dem ersten Mal unbedingt einen Allergietest in der Ellenbeuge durchführen (Gebrauchsanweisung beachten)!

Nach dem Depilieren braucht die Haut sanfte Pflege

Erst 24 Stunden später das Mittel großflächig auftragen (oder ein anderes für besonders sensible Haut probieren). Nach 10 bis 20 Minuten mit reichlich warmem Wasser ins Siel spülen (und die Haare gleich mit). Anschließend eine Hautlotion verwenden, um den Schutzmantel der Haut wieder zu kitten. Speziell für die Achseln sind Enthaarungs-Stifte erhältlich.

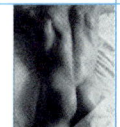

Enthaaren mit Wachs

Für «Do it yourself» nicht unaufwendig, aber die nachhaltigste Methode; bei dichtem Wuchs gewöhnungsbedürftig (Der Schmerz läßt bei regelmäßiger Anwendung nach ...) Je nachdem, in welcher Wachstumsphase das einzelne Haar erwischt wird, dauert es maximal vier bis sechs Wochen (so lang ist ein «Körperhaarleben»), bis der ganze Bestand wieder da ist. Es besteht die Chance, daß der Bewuchs mit jeder Behandlung etwas weicher und weniger wird, sagen Verfechter der Methode.

Am besten geht's auf trockener, gut gereinigter und völlig fettfreier Haut:

Enthaaren mit Wachs: am besten im Kosmetiksalon

Das Wachs wird direkt auf die Haut oder mittels präparierter (Stoff-)Streifen («Strips») aufgetragen. Sie erwischen Haare ab ca. fünf Millimeter Länge, wenn Sie die Streifen ruckartig gegen die Wuchsrichtung abziehen, was eine gewisse Geschicklichkeit erfordert. Zu zweit geht's leichter. Beschaffen Sie sich zu Hause Assistenz, oder melden Sie sich im Kosmetikstudio an. Bei starker Behaarung wird der Vorgang mehrmals wiederholt. Anschließend die Haut waschen und eincremen.

Im Handel finden Sie verschiedene Arten von Wachs: Kaltwachs ist umstandsloser anzuwenden, Warmwachs (im Topf erwärmen) gilt als effektiver und hautschonender. Die Rezeptur von Halawa (aus Zucker, Zitrone, Öl) stammt aus dem alten Ägypten. Es wird heiß und kalt benutzt. Feinstes Heißwachs gibt es nur im Kosmetikstudio (Seite 31). Das ist ohnehin die bequemste Weise, das Fell abzustreifen. Vor- und Nachbehandlung der Haut (heilende Pflegemaske) sind inklusive.

Warnhinweis

Nie und nimmer irritierte, entzündete Haut enthaaren oder direkt danach ein Peeling anwenden. Ansonsten gilt: Egal wie – operieren Sie abends, damit sich die Haut über Nacht erholen kann. Bei allen Verfahrensweisen nicht vergessen, die Haut mit Aftershavelotion o. ä. nachzubehandeln, damit keine roten Flecken oder Entzündungen zurückbleiben.

Dauerhafte Haarentfernung (Epilation)

Die Enthaarung fürs Leben ist langwierig und teuer

Elektroepilation wird von speziell ausgebildeten Kosmetikerinnen und Ärzten angewendet. Jedes Haar wird einzeln behandelt: Eine haarfeine Sonde zerstört die Haarwurzel mit Hochfrequenzstrom direkt im Haarkanal (Elektrothermolyse). Dabei spüren Sie nicht mehr als ein leichtes Ziepen, eventuelle Hautreizungen vergehen günstigenfalls bereits nach 30 Minuten. Voraussetzung ist allerdings, daß die Behandlung von qualifizierter, geübter Hand sorgsam durchgeführt wird. Andernfalls sind Vernarbungen möglich. Bei mehr als nur ein paar lästigen Haaren machen Sie sich auf einen Behandlungszeitraum von einem Jahr gefaßt. Denn nicht jedes Haar wird gleich beim ersten Mal erwischt.

Mit Lichtblitzen (Photo Derm) werden die Haare großflächiger verdampft. Diese neuere Methode bieten Hautärzte an. Sie ist bisher relativ kostspielig und birgt ein Risiko von Verbrennungen, Vernarbungen und Hautflecken. Eine wiederholte Behandlung ist ebenfalls nötig, Langzeitstudien über die Dauer der Wirkung stehen noch aus.

Wirkung und Preis von Spezial-Lasern sind ähnlich, es wird weiter geforscht. Neue Geräte sind in der Entwicklung.

INTIM:
Saubere Verhältnisse

Beschnittene Männer haben es leichter: einfacher sauber zu halten, geringere Infektionsgefahr für sich selbst und für die Partnerin. In der Eichelkranzfurche (Übergang von der Eichel zum Penis) produzieren Duft- und Talgdrüsen ein Sekret namens Smegma. Dort siedeln sich schnell und geruchsvoll Bakterienstämme an.

Für nichtbeschnittene Männer gilt es deshalb gründlich vorzugehen: Ein- bis zweimal täglich die Vorhaut komplett (!) zurückziehen und die Eichel sowie den Vorhautinnenraum mit einem ph-gerechten Syndet waschen, Seifenreste gründlich aus den Hautfalten spülen und alles sorgfältig *abtrocknen.* Sonst entsteht unter der Vorhaut eine ideale Feuchtkammer für die Bakterienbiester.

Über die Größe

Da werden Erkundigungen eingeholt, unter der Dusche wird heimlich rübergeschielt, und ständig wird verglichen. Dabei sind am Ende doch alle ungefähr gleich groß! Der Grund: Die Schwellkörper pumpen «ihn» unterschiedlich stark auf. Was eben noch klein und fein schien, wächst voraussichtlich bei verstärkter Durchblutung und voller Erektion genauso hoch hinaus wie eine im schlaffen Zustand imposantere Ausgabe. Außerdem sind die Fixationspunkte der Peniswurzel bei einem kürzeren Exemplar tiefer im Körper verankert, was ihm erhöhte Stabilität verschafft.

Alles ist relativ …

Den Taoisten z. B. kommt es ohnehin nicht auf die Länge an. Sie meinen, für eine befriedigende Sexualität und Partnerschaft sei entscheidend, daß die Geschlechtsorgane beider Partner in der Größe zueinander passen.

Östliche Religionen ehren den Lingam (Penis), bauen ihm Tempel und veranstalten für ihn Feste. Dort wird der Körper als ein Geschenk Gottes verstanden und jeder einzelne Körperteil voller Respekt behandelt. Die Haut, die Hände, die Füße genauso wie der Penis und der Anus. So werden bestimmte Reinigungs- bzw. Massagerituale, die zur Gesunderhaltung – sowie zur Veränderung der Form – beitragen sollen, überliefert.

Beispielsweise nimmt man an, daß eine regelmäßige (Selbst- oder Partner-)Massage der Prostata Erkrankungen verhindert. Die westliche Schulmedizin bestätigt das bisher nicht. Ärzte verordnen bei Schwellungen z. B. pflanzliche Mittel, die in 50 bis 60 Prozent der Fälle Abhilfe schaffen.

Ganz runter mit den Löckchen, ein schicker Schnitt, Muster oder Farbe? Längst etabliert! In großen Städten gibt es «Genitalfriseure» (Adressen z. B. über Kleinanzeigen in Citymagazinen). Die färben und rasieren hübsche Werke zum Bestaunen. Wer selbst kreativ werden will, sollte wissen:

▷ Für den kompletten Kahlschlag (inklusive Hoden und Damm) eignet sich behutsame Naßrasur, für den Lendenbereich ist Wachs möglich (Seite 90) – das tut aber weh.

▷ Nachwachsende Stoppeln jucken und pieken.

TIPS UND TRICKS, ganz intim

Gleitmittel

Niemals Körpercremes und Öle verwenden – sie reizen die Schleimhäute. Ideal sind spezielle Gleitgele (z. B. Apotheke, Erotikgeschäft). Auch bei diesen körperähnlichen Flüssigkeiten gibt es Unterschiede in der Gleitfähigkeit und Verträglichkeit. Natürlicher Kiwiextrakt gilt als besonders bekömmlich.

Kondom-Allergie

Erste Symptome einer Latex-Allergie sind lokale Hautreizungen, Rötungen und Bläschenbildung. Später können sich die Reaktionen gefährlich ausdehnen. Denn je häufiger der Körper mit einem Allergen in Kontakt kommt, desto heftiger reagiert er. Abhilfe: Latexfreie Kondome verwenden.

Wer sich den Wolf läuft

Besonders Sportler sowie füllige und/oder stark behaarte Kerle sind davon betroffen: Reibungspunkte durch Schweiß auf der Haut. Vor allem zwischen den Beinen und in der Pofalte kommt es zu unangenehmen Hautreizungen. Einfach mit einer stark fetthaltigen Creme oder Salbe einreiben – wenn's schon passiert ist oder auch prophylaktisch.

Ideal ist die Reinigung im Bidet oder mit einem frischen Waschlappen. Sonst gilt:

1. mit Klopapier vorreinigen,
2. Feuchttücher ohne Parfümstoffe (z. B. für Babys) anwenden und
3. regelmäßig mit einer fetthaltigen Creme behandeln.

So halten Sie das Gewebe sauber und geschmeidig, und es kommt nicht so leicht zu feinen Rissen und Bakterienbildung. Wenn «Er» einmal überreizt wurde, verarzten Sie auch die Haut der Eichel mit Fettsalbe.

Hämorrhoiden vermeiden

Lassen Sie Ihre Zeitschrift ab sofort vor der Klotür liegen, es gibt günstigere Plätze, an denen Sie Ihre Ruhe haben! Die Devise lautet: kurzer Stuhlgang. Lieber zweimal kurz als einmal lang, raten Ärzte. Denn bei der Sitzung auf der Kloschüssel wird der Blutabfluß aus den Venen behindert. Längeres Verweilen in dieser ungünstigen Körperhaltung überdehnt und schwächt die Adern. Also lieber nicht mehr trödeln! Außerdem wichtig: gründliches Reinigen (siehe oben).

Hände:
GEPFLEGT BIS IN DIE FINGERSPITZEN

Hand aufs Herz – beurteilen Sie Ihr Gegenüber nicht auch maßgeblich nach dem Anblick seiner Hände? Gepflegte Hände gehören einfach zum guten Image!

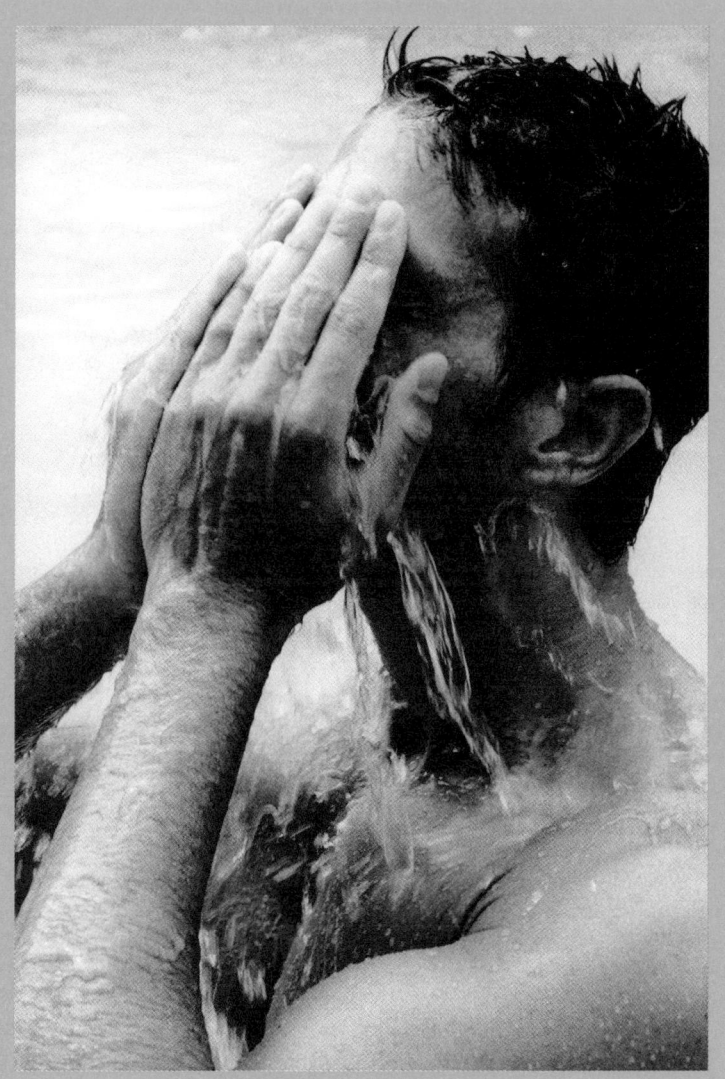

Die Hände brauchen besondere Aufmerksamkeit, wenn sie gepflegt sein sollen – immerhin handelt es sich um die meiststrapazierten Körperteile.

MANIKÜRE: Feilen statt Schneiden

Die wörtliche Übersetzung ist Handpflege, aber vor allem Nagelpflege ist gemeint. Wenn Sie das Feilen, Cremen und Nagelhautschieben in Ihre tägliche Routine aufnehmen, können Sie sich aufwendige Zeremonien mit vorherigem «Einweichen» sparen.

Fingernägel richtig pflegen

Die ideale Form: an der Spitze gerade, an den Seiten leicht oval. Der Nagel soll nicht über die Fingerkuppe hinausragen. So geht's:

1. Feilen

Bei Überlängen zuerst mit Nagelschere oder -knipser vorarbeiten – aber nur an der Spitze, nicht an den Seiten. Besser: Die Nägel regelmäßig (ein- bis zweimal die Woche) mit einer biegsamen Sandblattfeile in Form halten (die grobe Seite zum Abhobeln nehmen, die feine Seite zum Entgraten). Zuerst die Spitze, danach die Seiten designen. Vorsicht mit Metallfeilen: Sie erzeugen große Hitze; es kann Schrammen geben, und die Nägel werden leicht brüchig.

2. Säubern

Die Spitze eines Rosenholzstäbchens mit einem Papiertuch umwickeln, um den Schmutz unter dem Nagel zu entfernen. Spitze Metall- oder Plastikkratzer erzeugen schmutzfangende Furchen, unter Umständen auch kleine Verletzungen.

3. Polieren

Die fettfreie Nagelplatte mit einer Polierfeile glänzend reiben. In Amerika tragen nicht wenige Business-Männer statt dessen farblosen Nagellack (Klarlack) auf. Modebewußte Kerle stylen sich mit (einzelnen) farbigen Fuß- und / oder Fingernägeln.

Fingerspitzengefühl

Die Hände, vor allem die Fingerkuppen, sind unser sensibelstes Fühlorgan. Das beweist zum Beispiel das folgende Experiment: Zwei dünne Nadeln, die im Abstand von wenigen Millimetern auf der Fingerkuppe stecken, werden von Probanden mit geschlossenen Augen exakt lokalisiert. Führt man denselben Test am Rücken durch, werden beide Nadeln als eine wahrgenommen – sogar bei zwei Zentimeter Abstand.

So wächst die Nagelhaut langsamer

Die Nagelhaut nicht schneiden, sondern schieben! Sonst wuchert es um so doller und schneller; womöglich entzündet sich die Haut. Gewöhnen Sie sich an, täglich (z. B. nach der Dusche) das feuchte Nagelbett sanft mit einer Nagelbürste und Seife zu bürsten, oder schieben Sie die Hautranken nach jedem Händewaschen sanft per Daumennagel zurück. Das macht alles Weitere überflüssig.

Andernfalls erst mal für drei bis fünf Minuten ein warmes Fingerbad mit einem Spritzer Zitrone, Duschgel oder Badeöl nehmen. Die eingeweichte Haut mit einem Nagelhuf aus Gummi oder Holz mit sanftem Druck zurückschieben. Danach Fettcreme oder Öl in den Nagel und das Nagelbett einmassieren.

Nagelanalyse

Was die Nägel über Ihre Gesundheit verraten:
▷ **Weiße Flecken:** Lufteinschlüsse in der Hornhaut, meist aufgrund winziger Verletzungen der Nagelhaut, z. B. durch ruppiges Beschneiden oder Zurückschieben. Seltener ein Hinweis auf Eisenmangel.
▷ **Längsrillen** sind unter Umständen Anzeichen für einen Mineralien- oder Vitaminmangel (Vitamine A und B). Sie können außerdem auf eine Schwäche von Magen, Darm oder Leber hinweisen.

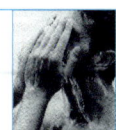

- ▷ **Gelbe Verfärbung**: Rauchen Sie?! Hören Sie auf und/oder probieren Sie, dem Gilb mit der Polierfeile zu Leibe zu rücken. Eine Gelbfärbung kann auch durch farbige Nagellacke entstehen: Werden sie ohne Unterlack aufgetragen, färben sie ab. Seltener sind gelbe Nägel Anzeichen einer Erkrankung.
- ▷ **Brüche und Spalten der Nägel** gelten in der chinesischen Medizin als ein Anzeichen von Ungleichgewicht im Organismus.

TIPS UND TRICKS für Hände und Fingernägel

Rauhe Hände

So wird die Haut wieder weich: Mehrmals täglich (nach dem Waschen und bei Bedarf) Handcreme auftragen. Geeignet ist jede Fettcreme, spezielle Handcremes ziehen jedoch besonders schnell ein und hinterlassen keinen lästigen Schmierfilm. Besonders wirksam: Harnstoffhaltige Salben aus der Apotheke abends extradick einreiben.

Gute Handcremes pflegen, ohne zu schmieren

Beim Arbeiten in Schmutz, Staub, Wasser und Chemikalien prophylaktisch Handschuhe oder eine Handschutzcreme (Apotheke) tragen. Wenn es Sie mit schlimmen Rissen erwischt hat: Zur Nacht dick Salbe auftragen, Plastik- oder Baumwollhandschuhe drüber.

Schwielen

Hornhaut entsteht durch Druckbelastung bei der Arbeit oder beim Sport. Also gleich mit Handschuhen vorbeugen, sonst kommen die Schwielen immer wieder. Zum Entfernen die Hände einweichen und vorsichtig mit einem Bimsstein bearbeiten.

Brüchige Nägel

Sind die Hände strapaziert, sind's auch die Nägel. Die besten Gegenmittel:
- ▷ Mehrmals täglich Fettcreme einmassieren – das hält die Nägel elastisch.

- ▷ Bei schweren und schmutzigen Arbeiten sowie Kontakt mit aggressiven Reinigungsmitteln Schutzhandschuhe tragen.
- ▷ Ausschließlich Sandblattfeilen oder Profifeilen (Nagelstudios) verwenden, keine Metallinstrumente.
- ▷ Die Nagelspitzen gerade formen. Täglich Olivenöl einmassieren oder Nagelhärter gegen Spliß auftragen.
- ▷ Nagelpflege von innen: Zwei bis drei Monate lang Mineralien plus Vitamine für die Nägel einnehmen (Apotheke, Kosmetikstudios). Noch besser: Gesund ernähren (Seite 152).

Nagelpflege von innen: gesunde Ernährung

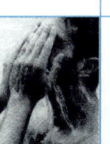

Füße:
SO BLEIBEN SIE GESUND

Auch Füße haben Gefühle –
gerade sie! Das weiß jeder,
der schon mal in den Genuß
einer Fußmassage kam
und/oder seine Zehen als
erogene Zone entdeckt hat.

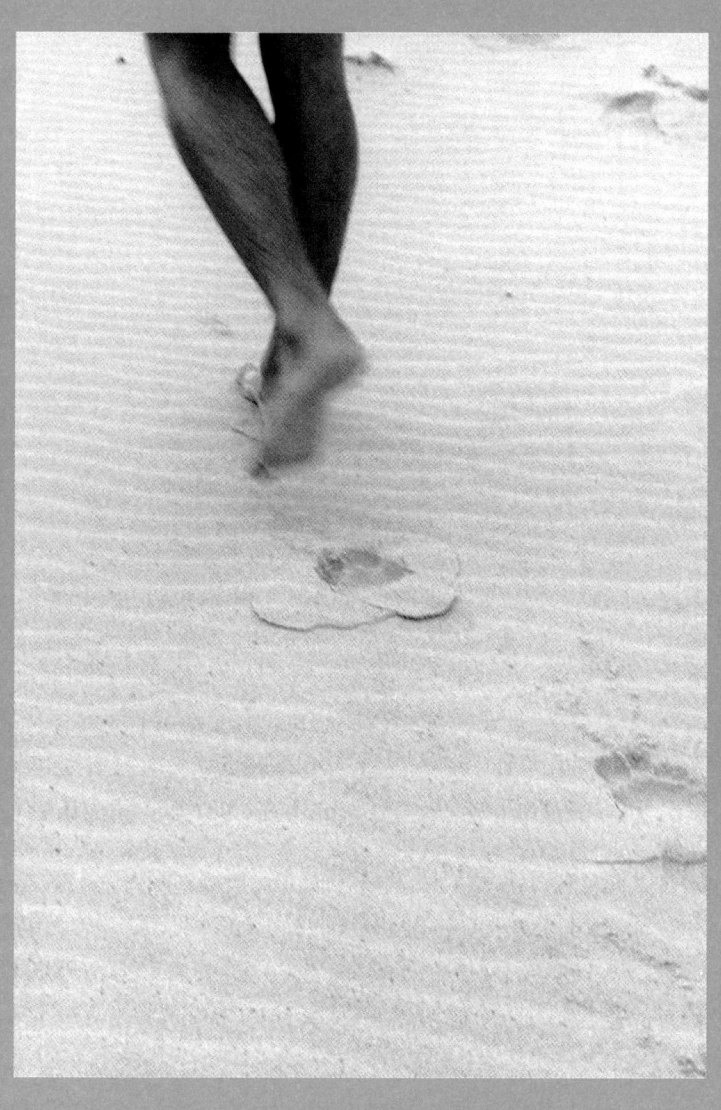

Die Füße tragen uns nicht bloß das ganze Leben lang brav voran, sie haben Einfluß auf alle möglichen körperlichen Prozesse. Reichlich sensible Nerven sind dort angesiedelt, und an den Fußsohlen ist der ganze Körper inklusive der inneren Organe in Hunderten von Reflexpunkten repräsentiert. Wenn «der Schuh drückt», hat das weitreichende Folgen. Grund genug, sich auch mal um die Füße zu kümmern.

BARFUSS LAUFEN:
Das macht fit

Die Füße haben Einfluß auf lebensnotwendige Stoffwechselprozesse. Sind sie eingezwängt und abgeschnürt, kann das nur schaden. Deshalb propagieren Mediziner das Barfußlaufen, und zwar so oft wie möglich, am besten ohne Socken. Warum das so wichtig ist:

Fehlstellungen des Fußes führen zu Haltungsschäden, Rückenproblemen und Knie- oder Hüftbeschwerden. Die beste Vorbeugung und «Behandlung»: Barfußlaufen.

Schuhe aus, mit den Füßen kreisen – das steigert die Leistungsfähigkeit im Büro

Barfußlaufen trainiert die Muskulatur des Fußgelenks, die zugleich als Stoffwechselpumpe fungiert. Das venöse Blut des Herzens muß ständig von unten wieder nach oben gepumpt werden. Klappt das gut, haben Müdigkeit, Konzentrationsschwäche, dicke Beine, Krampfadern und andere Beschwerden wenig Chancen. Das heißt: Je kräftiger die Füße, desto fitter der Kreislauf. Beim starren Dauersitzen auf Stühlen benötigen sogar muskulöse «Fußpumpen» Unterstützung durch Bewegung.

Der Mensch braucht komplexe Fußsohlenreize. Schon Babys machen durch das Barfußlaufen wichtige Erfahrungen für ihre Allgemeinentwicklung. Je häufiger ein Baby schuhlos bleibt, desto schneller kommt es im Leben voran.

SCHUHE: Richtig einkaufen

Mit bequemen Schuhen leben Sie auf gesundem Fuß. Zwar ist es manchmal sinnvoll, das Schuhwerk vor allem nach Schönheit auszuwählen. Doch quetschen Sie Ihre Füße bitte nicht täglich in dieselben unbequemen Treter. Häufig wechseln, lautet die Devise.

Neue Schuhe lieber am Abend einkaufen, damit sie wirklich passen. Der Fuß wächst im Laufe des Tages um ca. zehn Prozent. Der Top-Schuh ist bequem *und* sieht gut aus. So was zu finden, war bisher nicht leicht. Doch heute haben sich in New York und anderen Metropolen bequeme Joggingschuhe auch schon zum Anzug etabliert. Logisch: Die Business-Welt will wach sein.

Business-Outfit in New York: Anzug und Joggingschuhe

Der optimale Schuh

Fersenfreie Sandalen, möglichst barfuß getragen, unterstützen die Fußfunktionen ideal. Im Sportfachhandel finden Sie z. B. welche mit Fußbett und gepolsterten Sohlen und Riemen, die für Dauerbelastungen wie Trekking oder Canyoning konstruiert sind. Die sehen obendrein gut aus.

Achten Sie auf das Material von Oberschuh und Sohle! Der Fuß hat ebenso viele Schweißdrüsen wie die Hand. Auch er will atmen! Deshalb sollten Oberschuh und Sohle von innen nach außen wasserdurchlässig sein, damit der Fuß im Schuh nicht naß bleibt. Der Favorit ist «Obermaterial Leder»: Das Naturmaterial absorbiert fünfmal soviel Wasserdampf wie Synthetiks.

Der optimale Schuh stützt den Fuß, ohne ihn einzuengen

Die Sohle soll beim Gehen das ungehinderte Abrollen der Füße ermöglichen. Voraussetzungen dafür: ein weiches und biegsames Schuhgelenk (das ist der schmale Teil der Sohle) und ein flacher Absatz.

Eine Schnürung o. ä. im Bereich des Mittelfußes (zwischen Ballen und Spann) ermöglicht die feste, individuelle Anpassung des Gehwerks, so daß der Fuß nicht nach vorn rutscht.

Schuhe niemals zu klein kaufen: Vorn muß noch ca. ein Zentimeter Platz sein. Denn beim Gehen wird der Fuß gestreckt, und die Zehen spreizen sich. Wenn sie dabei gegen den Schaftrand des Schuhs stoßen, kommt es zum «Krallen» (Einziehen) der Zehen. Für diesen Fall geben Orthopäden kettenartige Horrorprognosen: Verspannungen im Fußgewölbe, Hammerzehen, Verkürzung der Wadenmuskulatur, Kniebeschwerden, Ermüdung, Herz-Kreislauf-Probleme usw.

PEDIKÜRE: Top-Pflege in vier Schritten

Gekonnte Fußpflege erspart persönliche Unannehmlichkeiten und eicht Sie für jeden Seitenblick (und mehr). Gepflegte, nackte Füße in offenen Schuhen wirken erotisch – ganz anders als zum Beispiel Socken in Sandalen. Hier die vier Schritte zum top-gepflegten Fuß:

1. Einweichen

Egal ob beim Duschen, im Vollbad oder zehn Minuten in einer Schüssel mit handwarmem Wasser: Am Anfang jeder

Pflegeprozedur werden die Füße erst mal aufgeweicht, so läßt sich leichter arbeiten.

Tips fürs Fußbad: Ein paar Tropfen Olivenöl aus der Küche machen die Haut geschmeidig; erfrischend wirken z. B. drei Tropfen Lavendel- oder Pfefferminzaromaöl oder eine Prise Meersalz (Seite 83). Bei Schweißfüßen sind spezielle durchblutungsfördernde, desodorierende sowie desinfizierende Fußbadzusätze (Drogerien, Kaufhäuser, Parfümerien, Apotheken) angenehm.

2. Hornhaut bearbeiten

Die Füße auf ein Handtuch stellen, feucht lassen, und jetzt bitte gemäßigt agieren. Tragen Sie bloß nicht zuviel auf einmal ab – je aggressiver Sie der Hornhaut zu Leibe rücken, desto heftiger bildet sie sich nach. Die Verhornung entsteht als Schutz gegen Druck von außen. Das beste Gegenmittel: Vorbeugen. Zum Beispiel durch weiches Schuhwerk, luftgepolsterte Einlegekissen in harten Schuhen (Schuster, Kaufhäuser) und eine softe Gangart.

Regelmäßiges Einfetten hält die Fußsohlen geschmeidig

Am besten gewöhnen Sie sich an, die Füße täglich unter der Dusche mit einer Nagel- oder Körperbürste kräftig abzuschrubben: Regelmäßiges Einfetten hält die Haut geschmeidig. Samtweich soll's gar nicht werden, denn eine leichte Hornhautschicht macht Sinn.

Verzichten Sie auf metallene Hornhautraspler, -klingen oder -hobel; sie verletzen leicht die Haut. Weniger aggressiv schleifen – der Reihe nach – folgende Instrumente: Die biegsame Hornhautfeile hat eine grobe Seite für die Vorbehandlung und eine feine für den letzten Schliff, Bimssteine sind als Industrie- oder Naturprodukt in verschiedenen Härtegraden erhältlich. Ein Fußpeeling enthält neben Schleifpartikeln komplexe Hautpflegestoffe.

Nach dem Glätten die Füße gründlich abtrocknen.

3. Fußnägel schneiden

Die Fußnägel sollen zwar über die Nagelbetten, aber keinesfalls über die Zehen hinausragen. Geben Sie ihnen eine

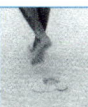

gerade Form. Zu stark beschnittene Ecken wachsen leicht ein. Erst mit einer Schere die Längen kappen, dann nachfeilen.

Die Fußnagelschere ist länger als eine normale und hat deshalb damit eine stärkere Hebelwirkung. Ihre Scherenblätter sind kaum gebogen; das begünstigt den geraden Schnitt. Die Nagelzange ermöglicht beidhändige und besonders kraftvolle Arbeit. Anschließend glätten Sie die Kanten mit einer Nagelfeile (Seite 98). Die Nagelhäute der Zehen werden ebenso gepflegt wie die der Finger (Seite 99).

4. Die Füße eincremen

Das Einreiben der Füße ist zugleich eine wohltuende Massage

Zum Abschluß das Angenehme: Cremen Sie die Füße rundum gründlich mit kräftigem, kreisendem Druck ein. Nutzen Sie die Gelegenheit für eine Massage, lockern Sie die Fußgelenke. Spröde Haut wird durch tägliches Cremen geschmeidig. Eine Allzweckfettcreme oder eine Fettsalbe aus der Apotheke sind dafür gut geeignet. Wer's luxuriöser mag, bekommt bei der Fußpflegerin oder im Handel Spezialprodukte für die Füße, z. B. Pflegebalsam für rauhe Haut oder erfrischende, kühlende Feuchtigkeitslotionen für müde Füße. Mit Pfefferminzfußlotionen erfrischen Marathonläufer ihre Füße.

Fußmassage

Mit der Fußreflexzonenmassage werden sogar Krankheiten geheilt. Dieses traditionelle, ursprünglich indianische Verfahren basiert auf der – auch von der westlichen Medizin akzeptierten – Erkenntnis, daß jedes Körperorgan an mehreren Körperstellen (Reflexzonen) repräsentiert ist. Besonders viele Reflexzonen auf engem Raum finden sich an den Füßen. Deshalb wirkt eine Fußmassage zugleich auf die inneren Organe.

Eine gezielte Behandlung gehört in die Hand von Experten. Jedoch ist jede Fußmassage angenehm für das Körper-Geist-Seele-System. Eine Methode zur Selbstmassage: Rollen Sie mit nackten Füßen einen Tennisball für ein paar Minuten unter der gesamten Sohle hin und her. Zehen nicht auslassen, «Laufbahnen» der Druckpunkte wechseln.

> Übrigens: Bei der professionellen Fußpflege sind Fußbad und Massage im Programm. Ein monatlicher Termin reicht und ist gar nicht so kostspielig.

TIPS UND TRICKS bei Fuß-Problemen

Eingewachsene Nägel

Vorbeugen! Tragen Sie weite Schuhe, damit die Zehennägel Platz haben, und schneiden oder feilen Sie die Spitzen stets ganz gerade (Seite 107). Regelmäßiges Eincremen mit fetthaltiger Creme oder Vaseline hält die Haut weich.

Ist das Malheur bereits passiert, suchen Sie Fußpflegerin oder Hautarzt auf, eigenhändiges Operieren führt schnell zu bösen Entzündungen. Nagelfalz-Tinkturen (Kaufhaus) weichen nach acht bis zehn Tagen der Anwendung den Nagelrand auf und nehmen die Beschwerden.

Fußschweiß

Ursachen sind z. B. häufiges Tragen von Kunststoffschuhen (z. B. Sportschuhe) und -strümpfen; geschwächte Bänder und Muskeln; Veranlagung; Streß; Störung des vegetativen Nervensystems. Die besten Gegenmittel:

Barfußlaufen hilft auch gegen Fußschweiß

▷ Barfußlaufen kräftigt die Muskeln und verhilft zu einer trockeneren Haut.

▷ Zweimal täglich waschen. Heiß-kalte Wechselbäder sollen lindern (6 Gänge, je 2 Minuten heiß, 30 Sekunden eiskalt).

▷ Desodorierende Fußbäder und -sprays wirken geruchshemmend und erfrischen (z. B. Kaufhaus).

▷ Tragen Sie ausschließlich Socken aus Naturfasern (z. B. mindestens 80 Prozent Baumwolle) und luftige Schuhe mit Ledersohlen, am besten Sandalen. Geschlossene Schuhe so oft wie möglich ausziehen.

▷ Benutzen Sie Fuß-, Körper- oder Babypuder, bevor Sie in die Strümpfe steigen, das saugt die Feuchtigkeit auf.

▷ Gegen Geruch im Schuh helfen spezielle antibakterielle Produkte wie zum Beispiel Pumpsprays oder schweißaufsaugende Einlegesohlen (Apotheke, Kaufhaus, Drogerie).

▷ Ärzte behandeln Schweißfüße erfolgreich mit Iontophoresebädern.

Hautrisse (Schrunden)

Bei extremer Trockenheit und / oder Verhornung bricht die Haut am Ende wie ein Salzsee. Hier ist Fett gefragt! Zweimal täglich eine Salbe, Vaseline oder ein hochwertiges Pflanzenöl (z. B. Reformhaus, Bioladen, Apotheke) einmassieren. Beugen Sie starker Verhornung vor (Seite 107), und tragen Sie weiche Schuhe. Bei extremen Belastungen, wie z. B. viel Stehen im Beruf, Wanderungen oder Skitouren, sind spezielle Schutzcremes eine sinnvolle Prophylaxe (z. B. Apotheke).

Hausmittel gegen schlimme Krater: Zur Nacht ein heißes Fußbad mit 1 Eßlöffel reiner Schmierseife (Apotheke) nehmen. Gleich danach mit Hirschtalgsalbe (oder anderem Fett) einreiben, dünne Baumwollsocken überziehen.

Hühneraugen

Die Hauptursache ist Dauerdruck durch zu enge Schuhe! Bei einer Fehlstellung des Fußes lassen Sie sich vom Orthopäden Einlegesohlen verpassen. Ansonsten gilt: Beim Schuhkauf konsequent auf Komfort achten (Seite 105) und die Schuhe häufiger wechseln, damit die Last variiert. Regelmäßiges Eincremen hält die Haut weich und geschmeidig.

Hühneraugenpflaster und -tinkturen dienen zur sofortigen Schmerzlinderung und lösen die Schwiele samt dem keilförmigen Kern allmählich auf. Ein Schutzpflaster, am empfindlichen Punkt plaziert, beugt Neubildung vor. Die rigorose Entfernung durch den Hautarzt (Schneiden) ist nicht unbedingt dauerhaft. Manche klagen anschließend über eine bleibende Empfindlichkeit.

Pilze

Hautärzte beklagen, daß der Nagelpilz häufig verkannt wird, denn zu identifizieren ist er zunächst lediglich an einer Verfärbung der Nagelplatte. Vom freien Nagelrand aus verfärbt sie sich weißgelblich bis grün. Fußpilz zeigt sich meist als runde Hautschuppung zwischen den Zehen. Er wächst im feuchten Milieu. (Wie Sie Ihre Füße trocken halten, lesen Sie auf Seite 109.) Beide Pilzerkrankungen sollten baldmöglichst fachkundig behandelt werden. Im fortgeschrittenen Stadium sind aggressive Mittel nötig, und die Behandlung ist langwierig.

Socken aus Naturfasern schaffen ein gutes Fußklima

Vorbeugend wirkt gutes Fußklima. Dazu verhelfen Socken aus Naturfasern, außerdem Ledersohlen, Sandalen und mal wieder das Barfußlaufen. Nach dem Waschen die Füße, besonders die Zehenzwischenräume, gründlich abtrocknen.

Düfte:

IHRE GANZ PERSÖNLICHE NOTE

Jeder Geruch gelangt ohne Umwege direkt in das Gehirn, um dort ganze Filme von Emotionen und Erinnerungen aufzurufen. Kein Wunder, daß Wissenschaftler annehmen, bei der «Liebe auf den ersten Blick» sei vor allem die Nase und erst in zweiter Linie das Auge beteiligt!

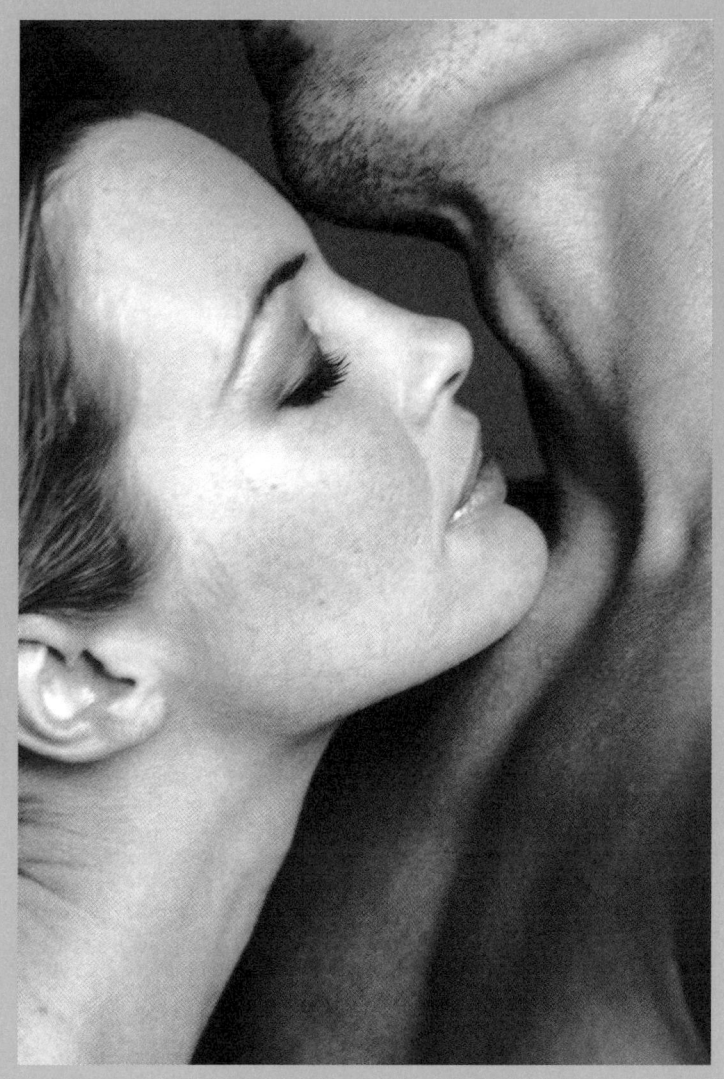

Als Säugetier wird auch der Mensch noch reichlich vom Geruch gesteuert: Wenn zwei einander «nicht riechen können», sind das schlechte Voraussetzungen für eine harmonische Beziehung. Wählen Sie Ihre Duftnote also besonders kritisch aus, es geht schließlich um Ihre persönliche Wirkung. Und nicht nur das: Jedes Parfüm färbt Ihre eigene Stimmungslage!

Keine Cocktails!

Unterschiedliche Duftnoten zerstören sich gegenseitig. Idealerweise riechen Ihr Aftershave, Ihr Deo, möglichst auch Ihr Duschgel und Ihre Bodylotion genauso wie Ihr Duftwasser – oder gar nicht.

AUSWAHL: «Den Richtigen» finden

Am besten, Sie legen sich zwei, drei Düfte zu und variieren sie je nach Stimmung, Anlaß und Tageszeit. Vorsicht: In der Parfümerie alles auszuprobieren klappt nicht: Nach dreimal Schnuppern ist Ihre Nase überfordert, und Fehlkäufe sind vorprogrammiert. Deshalb machen Sie sich vor dem Kauf klar, was Sie wollen:

Zu welchem Anlaß möchten Sie den Duft tragen: tagsüber im Business oder abends beim Rendezvous?

Wie soll Ihr Duft wirken? Auffallend oder dezent, modern oder klassisch, sportlich oder edel, leicht oder sinnlich, würzig oder fruchtig, warm oder frisch oder ganz einfach ungewöhnlich? Je genauer Sie in der Parfümerie Ihre Vorstellung beschreiben, desto gezielter werden Sie beraten.

Proben auf Handgelenk oder in die Ellenbeuge sprühen, nicht auf Papier. Mindestens 30 Minuten abwarten, wie sich der Duft auf Ihrer Haut entwickelt, dann erst entscheiden. Wer sichergehen will, beobachtet das Bukett, läßt die Partnerin riechen und kauft erst am nächsten Tag. Viel Spaß beim Schnuppern!

Profis kaufen nicht sofort, sondern warten erst ab, wie sich das Bukett entwickelt

Reines Parfümöl ist teuer und überaus intensiv. Die folgenden Produkte enthalten es in unterschiedlicher Konzentration von geruchsstark bis dezent:

▷ Parfüm: bis 30 Prozent Duftstoffanteil,
▷ Eau de Parfum, Eau de Toilette: bis 10 Prozent,
▷ Eau de Cologne: 3 bis 6 Prozent,
▷ After-shave, Bodylotion und Körperpuder, Bodysplash (Körpertonic), Duschgel bzw. Seife: unter 3 Prozent.

Düfte halten ungeöffnet drei bis fünf, sonst etwa anderthalb Jahre, danach verändert sich das Aroma. Bei Sonnen- und/oder Wärmeeinwirkung können schon früher Farbe und Konsistenz wechseln. Deshalb: Kühl und schattig lagern.

TIPS UND TRICKS zum Parfümieren

Dosierung

Nicht zuviel nehmen! Das passiert leicht, denn nach drei bis vier Monaten nimmt die eigene Nase einen immer gleichen Duftreiz nicht mehr adäquat wahr. Denn als einziges Sinnesorgan kann sie Dauerreize abschalten. (Deshalb ist zum Beispiel der Knoblauch vom Vorabend für Sie selbst morgens längst passé – gefährlich!) Also öfter mal das Parfüm variieren und sicherheitshalber nach dem Grundsatz «weniger ist mehr» auftragen.

Im Zweifelsfall gilt: Lieber weniger parfümieren als zuviel

Meist reicht es, morgens und/oder abends aufzusprühen. Schwere Düfte halten ca. acht Stunden, leichte verfliegen schneller. Andererseits muntert die Duftdusche Sie bei einem «Hänger» am Tag kräftig auf.

Parfüm nicht auf der Haut verreiben, das zerstört das Aroma.

Schweißgeruch läßt sich mit Parfüm nicht verdecken. Im Gegenteil, er zerstört das Bukett.

In bestimmten Situationen ist Sparsamkeit geboten, zum Beispiel im Beruf, besonders auf Konferenzen. In Amerika sind Parfüms in vielen guten Restaurants verboten, weil der Duft den Gaumenschmaus beeinträchtigt.

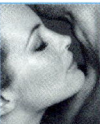

Duftpunkte

Duftpunkte für besondere Gelegenheiten: Kniekehlen, Achillessehnen, der Po

Ideale Duftträger sind behaarte sowie dünne Hautzonen, an denen das Blut pulsiert. Beispiele: Brust, Nacken, Halsseiten, Ellenbeugen, Handgelenke, Lendenbereich, Kniekehlen, Achillessehnen. Sprühen Sie im Abstand von 10 bis 20 Zentimetern auf die nackte Haut.

Je nach Gelegenheit und Vorliebe können Sie sich jeweils an bestimmten Punkten parfümieren. Morgens auf Brust oder Nacken, evtl. im Lendenbereich, tagsüber an den Handgelenken oder den Halsseiten. Für den Abend und die Nacht zusätzlich mit Duftmarken auf Po, Kniekehlen oder Achillessehnen überraschen.

Parfümierte Bodylotion duftet überall angenehm dezent. Sie ist passend zu vielen Herrendüften erhältlich.

Tattoos & Co:
Kunst auf der Haut

Körperschmuck ist zum Kult geworden. Die Zeiten schlichter Anker und Herzchen sind vorbei. Heute sind es wahre Kunstwerke, die auf bereitwilligen Häuten verewigt werden. Schon grübeln Insider über Möglichkeiten, die Bilder für die Nachwelt zu erhalten ...

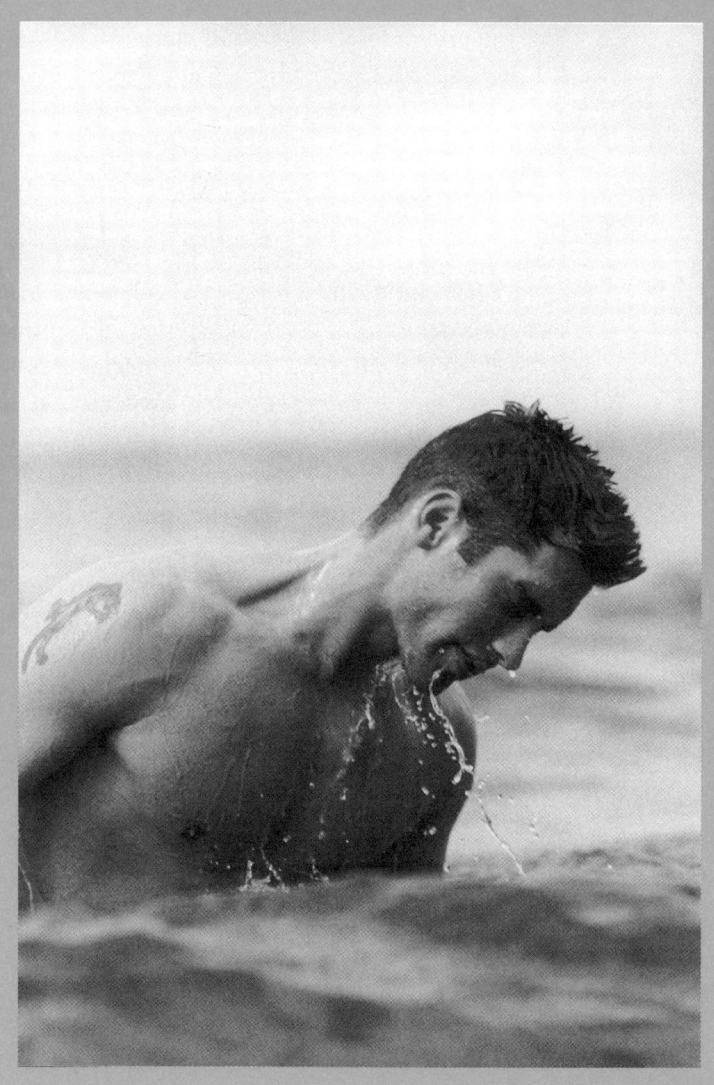

Sie sind also absolut sicher, daß dieses Motiv von diesem Künstler Sie ein Leben lang begleiten soll? Ihre Entscheidung für eine Tätowierung ist felsenfest? Okay – dann gilt es «cool» zu bleiben:

Zwei Tage vor dem Termin Sonne bzw. Sonnenbank meiden.

24 Stunden vor und nach der Aktion keine Schmerzmittel, keine Drogen und keinen Alkohol zu sich nehmen; auch auf Kaffee verzichten. Sonst verstärken sich die Blutungen, das Schmerzempfinden sowie Kreislaufprobleme erheblich.

Die optimale Vor- und Nachbereitung

Ein klarer Kopf und ruhiger Atem helfen Ihnen (und dem Künstler!), mit der Aufregung und dem Schmerz umzugehen. Angstschweiß fließt vor allem am Anfang: Nach fünf bis zehn Minuten Gewöhnungszeit läßt der Schmerz normalerweise etwas nach.

Gepflegte Farben halten länger! Verarzten Sie sich nach der Prozedur folgendermaßen: Zwei bis drei Tage lang mehrmals täglich Wundheilsalbe auftragen und das Gemälde mit Plastikfolie abdecken. Wenn die Wunde verkrustet, fallen die Farben blasser aus.

Aus ärztlicher Sicht

Jede Verletzung der Haut bedeutet einen Eingriff in den Organismus. Sie kann zu einem Störfeld werden, das mehr als die lokale Entgiftungsfunktion der Haut einschränkt. Hinzu kommt – je nach Größe der Tätowierung – die Farbstoffbelastung für den Körper.

Entscheiden Sie selbst!

TEMPTOO:
Biologisch abbaubar

Bio-Tattoos verblassen von selbst wieder

Wer Körperschmuck nur auf Zeit (temporär) riskieren möchte, liegt mit «Bio-Tattoos» richtig. Nach einigen Jahren sind alle Spuren unsichtbar verblaßt, denn bei dieser Methode wird die Farbe lediglich in die Oberhaut eingebracht. Das ist relativ schonend, und Schwellungen sowie Blutungen sind nicht zu erwarten.

Gearbeitet wird mit Geräten, wie sie auch für «Permanent Make-up» (z. B. dauerhafte Lippen- oder Augenbrauenkonturen, Schattieren von Haarlücken) verwendet werden. Im Idealfall benutzt der «Linergist» allergiegetestete, natürliche Farben ohne schädliche Zusätze (vorher erfragen). Adressen finden Sie im Branchenbuch unter «Permanent Make-up» oder «Kosmetikstudios».

Qualitätsunterschiede

Auch bei den Tattoo-Meistern gibt es solche und solche. Nicht nur, was die künstlerische Ausführung betrifft, sondern auch bei den Preisen sind die Unterschiede groß. Nach Billigangeboten Ausschau zu halten ist bei diesen (lebens-)langen Investitionen aber nicht unbedingt klug. Etwaige spätere Laserkorrekturen gehen dann nämlich richtig ins Geld! Eine hochwertige, hautverträgliche Farbe hat ihren Preis, genauso wie perfekte Hygiene und gekonnte Arbeit.

PIERCING:
Sekundenschnell beringt

Sexy – aber bevor Sie sich einen Metallring irgendwo durchziehen lassen, stellen Sie bitte sicher, daß Sie keine Nickelallergie haben. Dummerweise kann dieses Problem auch noch später auftreten ...

Garantiert verträglich, wenn auch weniger blank, ist Schmuck aus dem hautverwandten Titan («chirurgi-

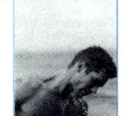

Stecker und Ringe aus Titan oder Gold sind garantiert hautverträglich

scher Stahl» enthält auch Nickel). Oder Sie nehmen reines Gold!

Die Prozedur selbst dauert bei einem professionellen Piercer nicht mehr als zwei Sekunden. Vorher wird alles penibel sterilisiert, trotzdem kommt es zu einer leichten Entzündung. Ab dann ist es Ihre Aufgabe, die Wunde mehrmals täglich sorgsam zu pflegen wie ein Baby – und zwar drei Wochen bis zwei Monate lang, je nach Schmuck, Stelle und der individuellen Wundheilung. Genaue Instruktionen bekommen Sie von Ihrem Profi-Piercer. Vorher klären!

Keine Spontanaktionen!

Körperschmuck hält länger als ein neuer Haarschnitt. Deshalb ist überlegtes Handeln angesagt:

1. Ins Studio gehen, Termin geben lassen, wiederkommen – so funktioniert ein seriöser Laden.
2. Sehen Sie sich um, begutachten Sie fremde Häute, und fragen Sie hemmungslos nach dem Künstler, wenn Ihnen eine Arbeit gefällt. Diese Art von Referenz bringt Sie den passenden Tattoo-Meistern näher.
3. Inspizieren Sie den Arbeitsraum kritisch (und souverän): Gefällt Ihnen die Atmosphäre, ist Ihnen der Künstler sympathisch, wie steht's mit der Hygiene?
4. Fragen Sie nach Farben und Materialien (Piercing), der Anzahl der Sitzungen, der Nachsorge und natürlich nach dem Preis.
5. In Ruhe entscheiden!

MEHNDI: Körperkunst aus dem Orient

Der Ursprung dieser Malerei stammt aus Indien und aus den arabischen Ländern. Dort schmückt man sich zu Hochzeiten und anderen feierlichen Anlässen mit natürlichen Farben auf der Haut. Populär ist das reine indische Henna. Diese Farbe fällt auf jeder Haut anders aus, von rot bis dunkelbraun, niemals schwarz. Schwarzes «Henna» enthält Schwermetalle – Allergiegefahr!

Die mit einer Düse aufgetragenen Gemälde halten je nach Haut eine bis drei Wochen (in Tattoo- und Kosmetikstudios, Schablonen zum Selbermalen in Parfümerien).

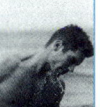

Sonne:

UNBESORGT GENIESSEN

Wenn sich nach einem trüben Schmuddel-Winter die ersten Strahlen ihren Weg durch die Wolken bahnen, wenn endlich wieder Badehosen und Bikinis zum Einsatz kommen, erwachen die Lebensgeister. Es gibt kaum etwas Schöneres – das ist so und das bleibt so!

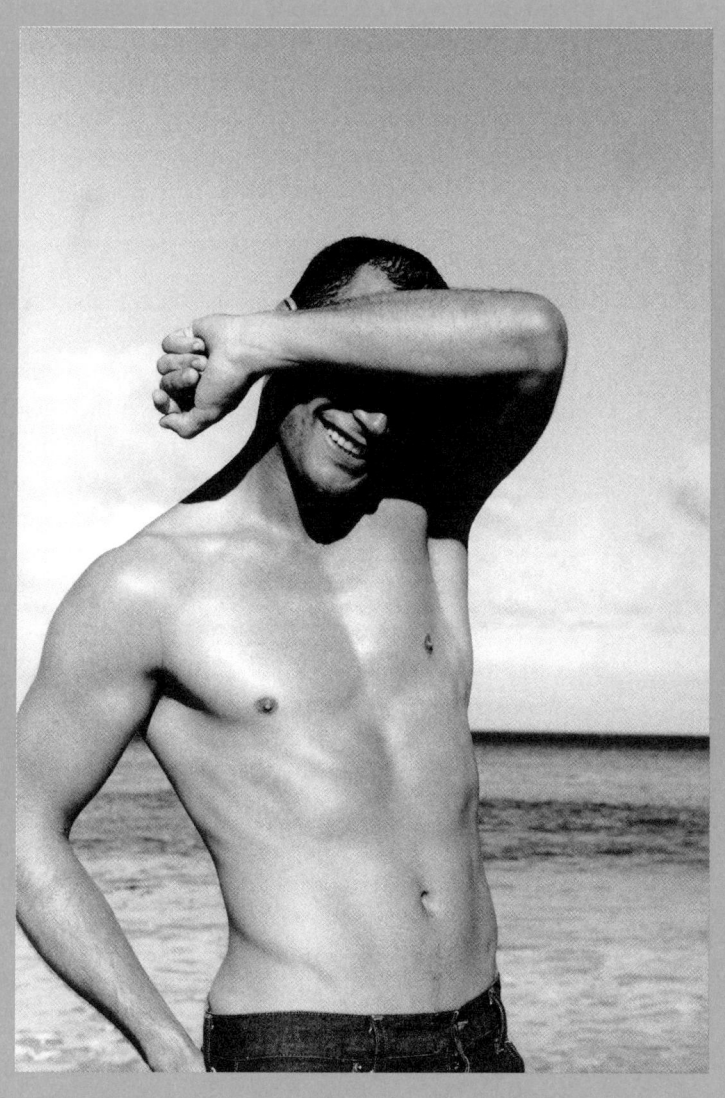

Der Umgang mit dem Sonnenlicht hat sich kolossal geändert. Tiefe Bräune ist out, die Avantgarde trägt «blaß». Denn mittlerweile ist Sonne eine der größten Gefahren für die Haut. Die Ozonschicht wird dünner, und zu jeder Saison werden neue, beunruhigende Forschungsergebnisse enthüllt. Leider wahr: Auch – und gerade (!) Männerhaut darf dem Sonnenlicht nicht mehr schutzlos ausgesetzt werden!

STRAHLUNG:
Wirkung und Risiken

Bislang galten die UVB-Strahlen als die wirklich bösen, nach neuen Erkenntnissen ist UVA wesentlich gefährlicher als angenommen. Für die Praxis heißt das: Lieber jetzt schon Produkte mit Breitbandfiltern verwenden. Alleiniger UVB-Schutz ist ohnehin tückisch. Weil Sie keinen Sonnenbrand bekommen, setzen Sie sich womöglich länger der Sonne aus – inklusive UVA-Strahlung. Fatal – schwerwiegende Schäden werden erst Jahre später sichtbar.

Die Hälfte der Sonnenstrahlen erreichen uns auch im Schatten

UVA-Strahlen dringen bis in tiefe Hautschichten und verändern das Bindegewebe. Sonnenlicht enthält 20mal mehr UVA- als UVB-Wellen. Mehr als die Hälfte der UVA-Strahlen erreicht uns sogar im Schatten.

Neuen Studien zufolge hat UVA-Strahlung vor allem diese Risiken:
1. vorzeitiges Altern der Haut (Photoageing); das bedeutet Verlust der Elastizität, Falten, Flecken,
2. Hautkrankheiten, z. B. Sonnenallergie (Seite 133),
3. Hautkrebs.

UVB-Strahlen treffen die Hautoberfläche. Schwach dosiert aktivieren sie die körpereigene Pigmentierung (Bräune), die «Lichtschwiele» (Verhornung) baut sich als natürlicher Schutz auf. Die kleinste Überdosis verursacht gefährliche, entzündliche Rötungen. Im Schatten behält die UVB-Strahlung immerhin noch 50 Prozent ihrer Kraft.

Die wichtigsten Gefahren der Reihe nach:

1. Sonnenbrand,
2. Hautkrebs,
3. vorzeitige Hautalterung.

SONNENSCHUTZ:
Gefahrlos bräunen

Wer an welchem Ort wie lange und mit welchem Filter unbeschadet in die Sonne geht, damit befassen sich weltweit ganze Forschungsabteilungen. Tabellen liefern lediglich grobe Richtwerte (siehe unten). Welche Empfehlung im Einzelfall zutrifft, läßt sich nicht auf die Schnelle «über den Daumen» ermitteln. Wegen der hohen Risiken gilt im Zweifelsfall: Lieber zuviel als zuwenig vor Sonne schützen!

Wieviel Sonne ein Mensch gefahrlos aushält, ist von zahlreichen Faktoren abhängig. Beispiele: Hauttyp, Grad der Sonnengewöhnung, Vorschäden der Haut; Breitengrad, Jahreszeit, Tageszeit, Bewölkungsdichte, Meereshöhe, Zustand der Ozonschicht.

Gedächtnis

Hautärzte warnen: Die Haut vergißt nichts! Nicht nur jeder Sonnenbrand, sondern jeder einzelne Sonnenstrahl wird dem Konto der Langzeitschäden hinzugerechnet. Empfehlung: Pralle Sonne grundsätzlich meiden!

Hauttypen und Sonnenbrandschwellen

Von milchweiß bis kaffeebraun: Helle Haut wird in vier «Pigmentierungstypen» unterteilt. Je dunkler die Tönung, desto länger kann ein Mensch ohne Sonnenschutz in der Sonne bleiben, ohne sich die Haut zu verbrennen. Die hier genannten Zeiten sind Richtwerte für den mitteleuropäischen Sommer außerhalb der Mittagszeit (11 bis 15 Uhr).

Merke: Die Schädigung durch UV-Licht beginnt lange

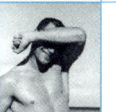

vor der Hautrötung (Seite 126). Um Photoageing durch UVB-Strahlung zu vermeiden, halbieren Sie die Zeit.

▷ Typ I

Hell, blaß, Sommersprossen, helle Augen, rötliches Haar, wird nie braun, immer rot. Sonnenbrandschwelle: 5 bis 10 Minuten.

▷ Typ II

Etwas dunkler, helle Brustwarzen, bekommt leicht Sonnenbrand. Sonnenbrandschwelle: 10 bis 20 Minuten.

▷ Typ III

Am häufigsten in Europa: dunkelblond bis braun, deutlich dunklere Haut sowie Augen als I und II, selten Sonnenbrand, schnell braun. Sonnenbrandschwelle: 20 bis 30 Minuten.

▷ Typ IV

Sehr dunkel, nie Sonnenbrand, sofort braun. Sonnenbrandschwelle: ca. 40 Minuten.

Der Durchschnittseuropäer verträgt maximal 20 bis 30 Minuten Sonne

Schutzfaktoren: Was die Zahlen bedeuten

Der Lichtschutzfaktor (LSF, SF, SPF) auf dem Etikett eines Sonnenschutzmittels bezieht sich auf UVB-Strahlung. Er sagt aus, wieviel mal länger es (wahrscheinlich) dauert, bis die Sonne Ihre Haut verbrennt.

Ein Beispiel: Typ III wandert ab acht Uhr morgens zwischen toskanischen Wäldern und Wiesen (auch da scheint die Sonne, nicht nur am Strand). Eine Lotion oder ein Öl mit Faktor 6 schützt ihn maximal zwei bis drei Stunden (= sechsmal 20 bis 30 Minuten).

Weltweit gelten dieselben Normen für UVB-Filter in Sonnenprodukten

Mittlerweile gilt eine weltweite Norm für den Schutz gegen UVB-Strahlen. Mit «16» ist z. B. in Dänemark derselbe Schutzfaktor gemeint wie in den USA. Für UVA-Filter in Sonnenschutzmitteln gibt es bisher keine verbindliche Norm.

▷ Mehrmaliges Auftragen von Sonnenschutzmittel erhöht den Lichtschutzfaktor **nicht**. Die errechnete Dauer gilt immer für einen Tag – egal, wie oft Sie sich eincremen.

▷ Es macht trotzdem Sinn nachzubessern, z. B. beim Sport sowie nach dem Schwimmen oder etwaigem Körperkontakt ... Wasser, Sand und Reibung tragen den Schutzfilm inklusive LSF ab. Je nach Aktivität ist das sogar bei wasserfesten Produkten möglich.

▷ Auch mit Lichtschutz werden Sie braun, es geht nur langsamer. Sogar «Sunblock» läßt noch UVB-Licht durch – etwa 4 Prozent.

▷ Sogar hinter Glasscheiben (z. B. im Auto, im Café) sind Sie nicht immun gegen das Sonnenlicht. UVA gelangt vollständig, UVB unter Umständen teilweise hindurch.

SONNENBADEN:
Die wichtigsten Spielregeln

▷ Keine pralle Sonne von 11 bis 15 Uhr!

▷ Für die ersten Sonnenstrahlen auf der Haut den höchsten Schutz wählen. Urlaubsdosis für Typ III: 1. Woche LSF 20, 2. Woche LSF 15.

▷ Je dichter am Äquator, je heißer, je höher, desto mehr blocken. Wer den ganzen Tag in der Sonne verbringt, verträgt LSF 20 und mehr!

Ohren, Füße und den Nacken beim Einreiben nicht vergessen

▷ 30 Minuten vor Sonnenkontakt eincremen.

▷ Überall sichern! Oft vernachlässigt: Nacken, Ohren, Füße, Körperseiten.

▷ Lippen haben keinen Eigenschutz! Sonnenstift mit hohem LSF (25) verwenden, besonders beim Sport. Der schirmt unterwegs notfalls mal Nasenrücken und Wangenknochen mit ab.

▷ Kleidung filtert bis zu 70 Prozent der UV-Strahlen (Seite 126).

▷ In der Sonne wird die Haut zur Mimose, zumal meist noch mehr dazukommt. In Verbindung mit Wasser,

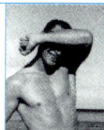

Sand, Schweiß, Hitze, Wind usw. können Parfüm- und Konservierungsstoffe sowie Alkohol in Pflegemitteln plötzlich die Haut reizen. Parfüms und Deos hinterlassen bei Hitze leicht braune Flecken.

▷ Die Augen optimal abschirmen: Kein Billigprodukt nehmen, sondern Sonnenbrillen aus hochwertig geschliffenem Material mit ausgewiesenem UVA- plus UVB-Filter. Das Gütezeichen «CE» garantiert 100 Prozent UVB-Filter. Extrem dunkles Glas bietet keinen erhöhten Schutz.

Brandgefahr

Denken Sie an Ihre Kopfhaut: Überall da, wo sie deutlich hindurchscheint, verlangt diese extrem empfindliche Haut besonders hohen Lichtschutz – Sunblock macht Sinn. Bei fettiger Kopfhaut ein Gel benutzen, bei trockener eine Creme. Eincremen ist gut, zusätzlich Kappe auf besser!

OUTDOORSPORT:
Erhöhte Sicherheitsstufe

Egal ob Sie Boule spielen, wandern, radfahren, klettern oder surfen – besonderer Sonnenschutz ist Pflicht:

1. Kopfbedeckung auf: Hut oder Kappe bewahren einen kühlen Kopf, schützen Sie vor einem Sonnenstich und Ihre Haare vor dem Austrocknen.

2. Überall eincremen: Hemd an reicht nicht! Zwar ist Kleidung ein hervorragender Sonnenschutz (Baumwolle hält z. B. ca. 70 Prozent der Strahlen ab), doch bei Feuchtigkeit (auch durch Schwitzen) reduziert sich die Wirkung um ca. 30 Prozent. Dunkle Farben schützen übrigens mehr als ein weißes T-Shirt.

Ein dunkles T-Shirt hält mehr Strahlen ab als ein helles

3. Rechtzeitig nachlegen: Im Wasser und bei starkem Schwitzen alle 1 bis 2 Stunden wasserfestes Sonnenschutzmittel auftragen. Reibfeste Produkte mit höchstem LSF (ab 20) wählen. Wasser- und sandfeste Sonnenprodukte für Kinder sind ein Superschutz am Strand, z. B. beim Beachvolleyball.

4. Lippenschutz nicht vergessen.

5. Sonnenbrille auf (Hornhaut schützen, freie Sicht bewahren)!

6. Bei erhöhten Ozonwerten auf anstrengenden Sport verzichten.

7. Trinken, trinken, trinken!

TIPS UND TRICKS zum Sonnenschutz

Ideale Produkte für Männer

Sprays eignen sich gut für stark behaarte Partien, dünnflüssige Sonnenmilch bzw. -lotion läßt sich gut verteilen und zieht schnell ein. Gel enthält kein Fett, ist weniger beständig, kann kleben. Cremes sind dicker und eignen sich für trockene Hautpartien. Bei normaler Haut reicht eine Sorte für Körper, Gesicht und Kopfhaut.

Aftersun

Die Sonne trocknet die oberste Hautschicht aus. Eine Aftersun-Lotion oder ein Gel (z. B. Aloe Vera) liefert Feuchtigkeit, kühlt angenehm, lindert Reizungen und macht die Haut geschmeidig. Nach der Dusche ideal für eine Urlaubs-Entspannungsmassage auf dem Hotelzimmer. Gut fürs Gesicht: ein Feuchtigkeitsgel (Seite 21).

Cool Downs

Das kühlt Sie an heißen Tagen ab:

▷ 3 bis 5 Minuten lauwarm bis kalt duschen. Sommerprodukte benutzen, z. B. erfrischendes Duschgel und Shampoo mit kühlender Minze.

▷ Nach der Dusche den Körper mit einem Bodysplash bzw. Tonic oder kühlendem Körpergel einreiben.

▷ Durstlöscher: kühle Frucht- und Gemüseschorlen, Mineralwasser mit Zitrone- und / oder Orangenscheiben.

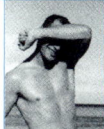

- ▷ Rohkost (z. B. Gurken, Rettich, Tomaten, Salat) und Obst (z. B. Melonen, Zitrus-, Tropenfrüchte) knabbern.
- ▷ Aus dem Kühlschrank auf die Haut: Im Sommer versorgen feuchtigkeitsspendende Hydrogele das Gesicht, Augengel wirkt abschwellend.
- ▷ Und hier ist sie endlich, die Gurkenmaske: Gurkenscheiben schneiden und 15 Minuten auflegen, Augen nicht aussparen. Das strafft und kühlt die Haut!
- ▷ Zwischendurch und unterwegs (z. B. Büro, Auto) Gesicht, Hals, Hände etc. mit einer Minidusche Thermalwasserspray (Parfümerie) erfrischen
- ▷ Sommerdüfte als Parfüm verwenden.

Schnelle Schweißstopper

Wenn fließendes Wasser in der Nähe ist: Lassen Sie zuerst lauwarmes, dann kaltes Wasser über die Innenseiten der Handgelenke laufen – dem Kreislauf zuliebe erst rechts, dann links. Falls möglich, kühlen Sie auf dieselbe Art die Füße und / oder Kniekehlen.

Sonst: Einen feuchten Waschlappen erst in den Nacken, dann auf Stirn und Hals legen. «On Tour» bringt eine gekühlte Getränkedose Erfrischung auch von außen, zum Beispiel in den Kniekehlen, auf den Handgelenken, im Nacken und wo immer es angenehm ist!

Eine gekühlte Cola-Dose in den Nacken – das erfrischt

Erste Hilfe bei Sonnenbrand

Sofort in den Schatten verziehen und mindestens 24 Stunden konsequent dort bleiben! Viel Wasser trinken, gerötete Hautpartien immer wieder mit feuchten Umschlägen kühlen.

Regelmäßig eincremen: Ideal sind Spezialprodukte gegen Sonnenbrand oder kühlende Lotionen; Hamamelisextrakte fördern die Heilung. Leichte Rötungen im Gesicht mit Pflegecreme aus dem Kühlschrank behandeln (Seite 85), Gurken auflegen (siehe oben).

Die «Mallorca-Akne» existiert offiziell nicht mehr. Früher nahm man an, Fett in Sonnenschutzpräparaten sei Auslöser der «polymorphen Lichtdermatose»; heute gelten UVA-Strahlen als Verursacher.

Die Hautreaktionen verlaufen bei jedem Menschen anders. Es kommt aber garantiert zu Rötungen, Ausschlag bzw. Hautbläschen. Zur Vorbeugung und als Gegenmittel UVA-Filter verwenden, direkte Sonne meiden.

SONNENBANK:
Lieber nicht!

Instantsonne ist mindestens genauso gefährlich wie die echte! Menschen mit heller und empfindlicher oder bereits sonnengeschädigter Haut sowie Jugendlichen unter 18 raten Hautärzte grundsätzlich ab. Allen übrigen tut die kurze Lichtdusche langfristig auch nicht gut. Deshalb: Auch wenn's schwerfällt, lieber abgewöhnen.

Moderne Maschinen strömen zwar weniger UVB-Licht aus, dafür aber um so mehr gefährliche UVA-Wellen, weitaus mehr als die natürliche Sonne. Extrem ist die UVA-Dusche bei den Turbo-Bräunern. Was oft vergessen wird: Der künstlich erzielte dunkle Hautton bietet keinen erhöhten Schutz vor echtem Sonnenlicht.

30 Minuten Sonnenbank bedeuten für die Haut schätzungsweise dieselbe UVA-Belastung wie ein ganzer Tag am Strand. Die Folge: Sie trocknet aus und verliert dauerhaft an Elastizität. In ersten wissenschaftlichen Studien wurden weitere Risiken nachgewiesen.

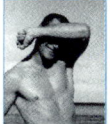

Regeneration:
BATTERIEN
AUFLADEN

Entspannung und Erholung
gehören zum Leben, genau
wie Hochleistung und Streß –
die Kunst besteht darin,
die Balance zu finden.
Manche Männer stehen in
dem Ruf, eher krank zu
werden, als rechtzeitig einen
Gang herunterzuschalten.
Das läßt sich ändern!

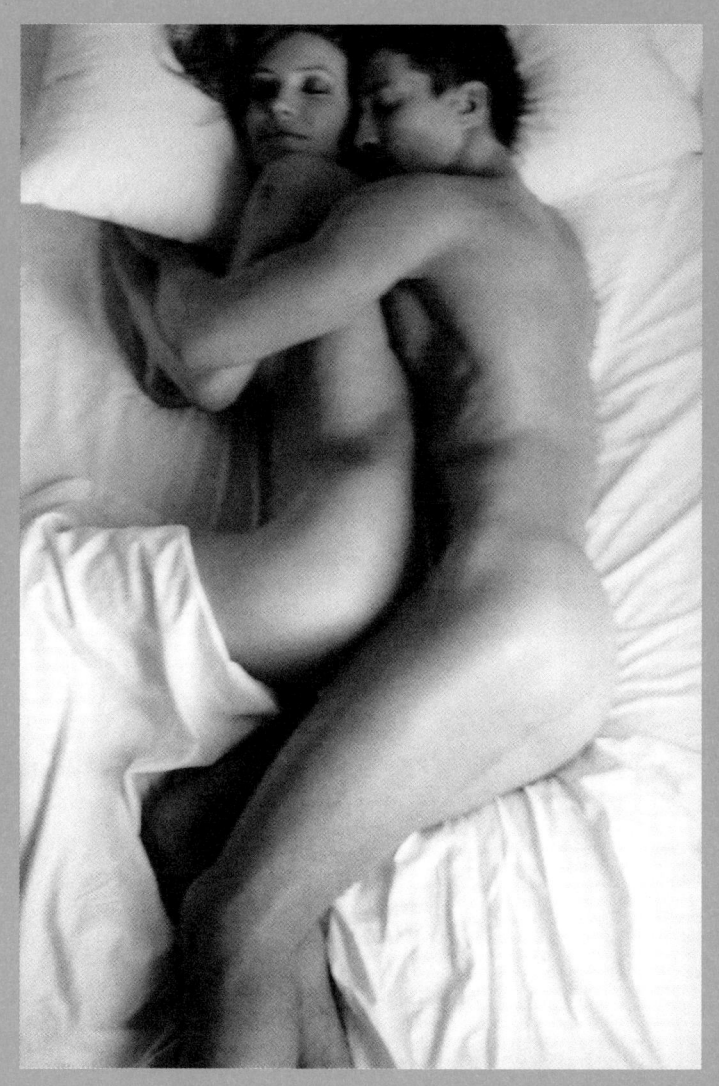

Nicht immer ist Dösen im Schatten ein Zeichen von Faulheit

Holen Sie sich einen Löwen (oder ein beliebiges Raubtier) vor Ihr inneres Auge: Wieviel Zeit verbringen Tiere doch damit, einfach im Schatten vor sich hin zu dösen, bevor sie wieder die Jagd auf ihre Beute aufnehmen. Faulheit ist ihnen nicht vorzuwerfen – sie leben konsequent ihren biologischen Rhythmus!

Zugegeben: Im Berufsalltag bedarf es einiger Abstraktion, um diesem Muster zu folgen. Trotzdem ist es möglich (und nötig), sich das Beispiel zu bewahren und dem mittlerweile so gewohnten Sog der Hetze bewußt entgegenzuwirken. Es geht um Ihre Lebensqualität und um Ihre Gesundheit. Finden Sie die Art der Entspannung, die zu Ihnen paßt. Regelmäßige Ruhepausen erhöhen die allgemeine Belastbarkeit.

Haut und Seele

«Das geht mir unter die Haut», «dünn- oder dickhäutig sein», «das ist zum aus der Haut fahren», «sich mit Haut und Haar verlieben»: Der Zusammenhang zwischen Haut und Seele zeigt sich nicht nur in solchen Redewendungen, sondern ist auch wissenschaftlich belegt:

Mit ca. 1,6 Quadratmeter Fläche beim erwachsenen Menschen ist die Haut das größte Sinnesorgan des menschlichen Körpers. Über eine halbe Million sensibler Nerven verlaufen von hier zum Rückenmark. Der Ursprung dieser engen Verbindung liegt in der Zelldifferenzierung beim Embryo: Haut und Nerven entstammen demselben Gewebe (Neuroektoderm). Kein Wunder, daß sich vegetativer und psychischer Streß unmittelbar auf das Erscheinungsbild der Haut auswirken. Wir erröten vor Scham, erblassen vor Neid, schwitzen vor Angst; wir kriegen Ausschlag vor Aufregung, Pickel vor Wut etc.

SCHÖNHEITSSCHLAF: Kraft tanken

Sieben bis neun Stunden Nachtschlaf brauchen wir durchschnittlich, um uns körperlich, geistig und psychisch zu regenerieren. Wer ständig übermüdet ist, schwächt seinen

Organismus, hat ein erhöhtes Risiko z. B. für Infekte oder Herz-Kreislauf-Erkrankungen und leidet an Konzentrationsmangel.

Ausreichend Schlaf ist lebenswichtig

Im Schlaf tanken wir Kraft. Wenn Sie abends die Augen schließen, läuft im Inneren Ihres Körpers die Erneuerung der Ressourcen auf Hochtouren. Die Zellteilung erhöht sich im Schlaf um das Achtfache (!). Wachstumshormone etc. reparieren zuerst das Lebensnotwendige, danach ist die Haut dran: Alte Zellen werden abgestoßen, die Muskeln entspannen sich, und vermehrte Durchblutung versorgt die Epidermis mit Sauerstoff (daher der rosige Schlafteint).

Feuchtigkeitsdepots werden aufgefüllt, und am Morgen sind abendliche Knitterfältchen wie von Zauberhand verschwunden, die Augen strahlen. Vorausgesetzt, Sie haben gut und lange genug geschlafen. Probieren Sie's und gönnen Sie sich mal fünf Tage lang eine ausreichende Portion Schlaf. Wetten, man sieht es Ihnen an?!

Power-Schlaf

So schlafen Sie besser:

▷ Sorgen Sie für Sauerstoff: Fenster nachts kippen oder zumindest vor- und nachher ausgiebig lüften. Schon eine Person atmet nachts ca. 130 Liter Kohlendioxid (CO_2) aus – das gibt schnell dicke Luft.

▷ Nach 20 Uhr nichts Schweres mehr essen; stark gesalzene und/oder scharf gewürzte Speisen ebenfalls meiden. Dann schlafen Sie besser ein und wachen auch nicht mit dicken Augen auf.

▷ Schlaf- und Beruhigungstabletten, Alkohol und Drogen behindern den natürlichen Schlaf, auch wenn sie das Einschlafen zunächst vielleicht erleichtern. Eine bessere Einschlafhilfe ist warmer Kräutertee oder die berühmte «heiße Milch mit Honig».

▷ Süße Träume wollen vorbereitet sein. Schütteln Sie den Alltagsstreß schon vor dem Zubettgehen ab. Schließen Sie den Tag ab, indem Sie ihn noch einmal in Gedanken an sich vorüberziehen lassen, ordnen Sie Ihre Gedanken, nehmen Sie sich Zeit zu entspannen. Späte Horrorfilme, nervige Gespräche und Gedanken meiden. Direkt vor dem Einschlafen stellen Sie sich eine schöne (aber nicht zu anregende ...) Situation vor, oder holen Sie sich ein Naturpanorama (z. B. Meer, Waldlichtung) vor Ihr inneres Auge. Viel Spaß beim Träumen!

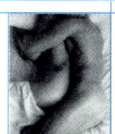

Badezeremonien haben nicht umsonst weltweit Tradition. Schon für die alten Römer und Türken waren Thermen ein beliebtes Mittel zur Regeneration. Bei den Indianern dienen Schwitzhütten den Männern zur inneren und äußeren Reinigung.

Im Zeitalter der Fitneß entstehen moderne, komfortable «Wellnesstempel» in öffentlichen Bädern oder Sportstudios mit vielfältigen und immer neuen, zum Teil auch wiederentdeckten Spielarten von Badegenuß. Ein idealer Ort, um vom Alltag abzuschalten und mal die «Seele baumeln» zu lassen.

Gesundschwitzen

Die Wirkung von Sauna und Dampfbad liegt im Wechsel zwischen Hitze und Kälte. Blutgefäße und Herzkreislauf werden trainiert, Haut und Gewebe intensiv durchblutet und gereinigt, das Immunsystem wird gestärkt. Dabei macht es keinen Unterschied, ob Sie die hohe Luftfeuchtigkeit im Dampfbad oder das schnelle Schwitzen in der trockeneren Sauna bevorzugen.

Sauna entspannt Muskeln und Gemüt, der starke Schweißfluß entschlackt den Körper. Hinterher (!) einen halben bis einen Liter Flüssigkeit mit Fruchtschorle und Mineralwasser auffüllen. Bei beginnender Erkältung oder Krankheit nicht saunen! Das belastet den Organismus zusätzlich.

MODERNE BADEANLAGEN: Die aktuellen Trends

Neben der klassischen finnischen Blockhaussauna und der römischen Dampftherme plus Whirlpool, Ruhezone und Pool (in dem Sie sich schwerelos treiben lassen können ...) bieten moderne Badeanlagen heute eine Reihe weiterer exquisiter «Genußquellen». Beispiele:

▷ Die Heukräutersauna mit rustikalem Kachelofen: Ein

Wohltuende Dämpfe, beruhigende Geräusche – das entspannt und macht fit

Heukräutersud brodelt über einem Kupferkessel und verbreitet das Aroma von Wald und unberührter Natur. Dazu die entsprechende Geräuschkulisse, zum Beispiel Vogelgezwitscher sowie Wasser- und Blätterrauschen.

▷ Sanarium: ein «Softdampfbad» (nicht zu heiß) mit befreienden Kräuterdüften wie z. B. Minze, Eukalyptus und Menthol.

▷ Lichtsauna: mäßige Hitze, kombiniert mit Farblichtern, die Emotionen wecken: Rot stimuliert, Grün beruhigt, Blau lädt zum Träumen ein, Gelb läßt an den Sommer denken. Ein funkelnder Kristall auf dem Ofen versüßt das Träumen.

▷ Erlebnissauna: rötliche Nebel, fluoreszierende «Felswände», regelmäßige Aufgüsse durch einen grünleuchtenden Glaskegel – da wird das Schwitzen wirklich zum Erlebnis.

▷ Caldarium: Dampfbad, das durch beheizte Kacheln auf dem Boden, an den Wänden sowie auf Sitz- und Liegeflächen gleichmäßig warm gehalten wird.

▷ Kneipp-Anlagen ermöglichen kalt-heiße Wechselbäder der Füße oder des ganzen Körpers.

TIPS UND TRICKS
zur besseren Entspannung

Ausatmen

Zwei Regeln für eine entspannende Atmung:

1. Tief in den Bauch atmen, am einfachsten im Liegen zu üben. Bauchatmung versorgt die grauen Zellen mit Sauerstoff, macht Sie wach und konzentrationsfähig. Öffnen Sie mehrmals täglich das Fenster und saugen Sie frische Luft ein. Seufzen, Stöhnen, Gähnen, Singen, Schreien fördern die Atmung und befreien immens. Gegen den «Hänger» am Tag hilft tief durchatmen: Nutzen Sie die volle Kapazität Ihrer Lungen, und atmen Sie so, daß sich die Bauchdecke mitbewegt.

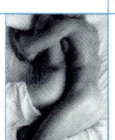

2. Richig ausatmen: Ein volles Glas läßt sich nicht fül-
len – und für die Lunge gilt dasselbe. Jeder Schmerz,
Schreck, Streß und Ärger wird kleiner, sobald Sie vollstän-
dig ausatmen. Also: Niemals die Luft anhalten! Probieren
Sie das mal beim Zahnarzt oder unter dem eiskalten
Schwall beim Duschen.

Nicht auspowern

Erschöpfung ist keine Entspannung! Viele versuchen, sich durch Auspowern beim
Sport restlos «plattzumachen» und sich so endlich zur Ruhe zu zwingen. Doch
diese Taktik hat Tücken. Dabei gehen nämlich letzte Energiereserven verloren, und
das ist nicht eben gesundheitsfördernd. Auch für den Trainingserfolg ist es besser,
wenn Sie nicht bis zur totalen Erschöpfung gehen.

Denken Sie auch beim Sport immer daran, was «Ausspannen» wirklich bedeutet:
Zeit haben für sich selbst, nichts planen, keine Erwartungen erfüllen – nicht die
eigenen, nicht die anderer.

Meditation mit Musik

Still daliegen oder -sitzen, Augen zu – das fällt manchen
schwer. Doch es gibt viele Arten der Meditation: Legen Sie
sich ein Audio-Entspannungsprogramm zu, oder schieben
Sie für mindestens 30 Minuten ruhige, harmonisierende
Klänge in den CD-Player (Empfehlungen auf Seite 71). Ob
Klassik, New Age, Trance oder Kuschelrock – reine Ge-
schmackssache. Anschließend fühlen Sie sich wie neu
geboren.

Power-Pausen

Die Körperfunktionen folgen einer inneren Uhr (Biorhythmus). Mittags gegen 12 oder 13 Uhr und nachmittags zwischen 16 und 17 Uhr werden wir unweigerlich müde.

Solchen «Hängern» nicht mit Kaffee oder Durchhal-
teparolen begegnen, sondern lieber 5 bis 15 Minuten
abschalten. Am besten den mittäglichen Blitzschlaf kultivieren (nicht länger als 20 Minuten!). Die anschließende

Frische ist dem Kaffeerausch weit überlegen. Alternative: Raus in die Natur! Das macht richtig wach. Schon ein 10-Minuten-Spaziergang im Park hat es in sich.

MASSAGEN:
Kraft durch Berührung

Berührung ist die älteste Form der Heilung und ein Grundbedürfnis des Menschen. Weinende Kinder kommen zur Ruhe, wenn sie berührt werden. Würde einem Baby jegliche Berührung versagt, würde es binnen kurzer Zeit sterben. Massagen lösen körperliche und psychische Spannungen, sie beruhigen die Gehirnströme und reduzieren die Streßhormone im Blut.

Eine ganzheitliche Massage befreit Körper und Geist

Die bekannte «klassische» Massage des Westens, z. B. gegen Rückenschmerzen, verändert sich. Man mischt verschiedene Formen – auch aus dem Fernen Osten –, um neue Energie freizusetzen, Blockaden zu lösen und Selbstheilungskräfte zu aktivieren. Eine bis zwei Stunden dauert so eine «ganzheitliche Massage», die Kopf und Körper frei macht (z. B. bei Heilpraktikern, Adressen auch im Branchenbuch, in Citymagazinen, über Naturheilzentren).

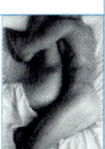

Massagen beleben, regenerieren und entspannen rundum. Genug Gründe für eine sofortige Freestyle-Partnermassage – verwöhnen Sie sich!

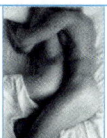

Bewegung:
PRINZIP DES LEBENS

Wenn die Spermien sich
nicht bewegen würden, gäbe
es gar kein Leben! Alle Kör-
perflüssigkeiten, jedes Organ
und sogar die Knochen sind
ständig in Schwingung.
Unser Organismus ist für
Aktivität konstruiert – wer
sich bewegt, bleibt länger
gesund.

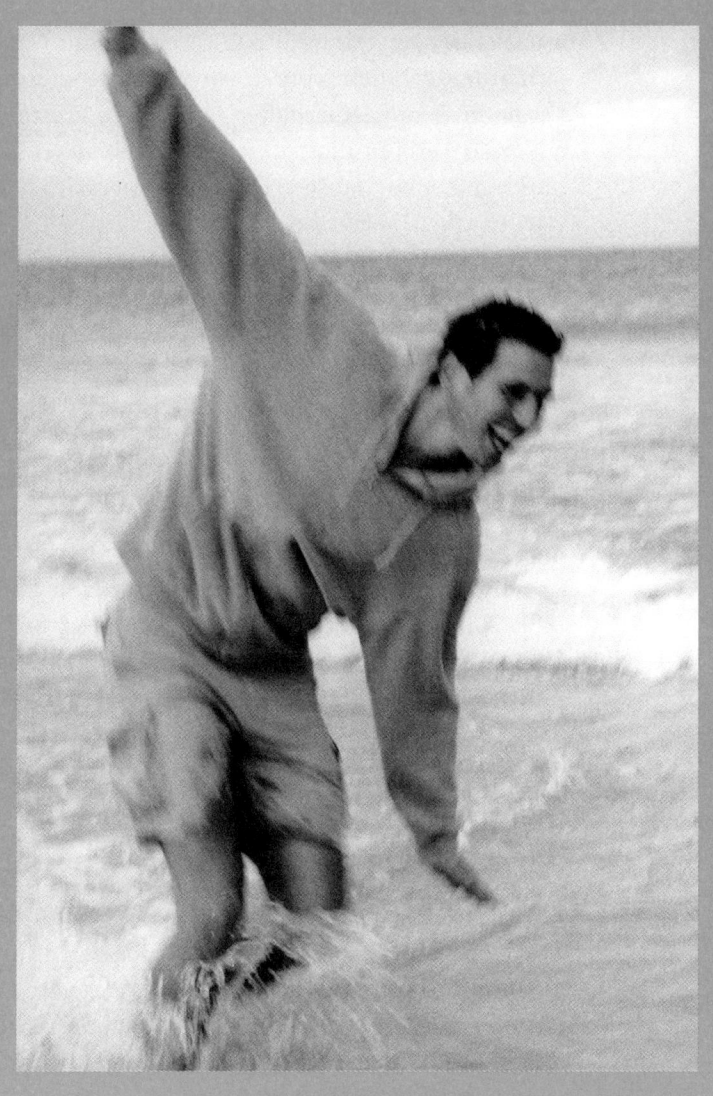

Jahrtausende bewegte sich der Körper des Menschen, um ihm Nahrung zu verschaffen. (Das ist übrigens auch der Grund dafür, daß bei Bewegung Glückshormone ausgeschüttet werden – sie treiben uns weiter voran.) Erst in den letzten Jahrzehnten wurden wir zunehmend bequem. In Verbindung mit fehlerhafter Ernährung führte das zur enormen Verbreitung von lebensbedrohenden Zivilisationskrankheiten. Dagegen läßt sich etwas tun – mit moderater Bewegung bleiben Sie 20 Jahre lang 40!

Wer sich bewegt, bleibt länger jung

Wer sich regelmäßig bewegt, hat z. B. ein 50 Prozent geringeres Herzinfarktrisiko als gleichaltrige Couchpotatoes – vorausgesetzt, er trainiert nicht zu wild! Denn ein Übertraining provoziert erstaunlicherweise ähnliche gesundheitliche Beeinträchtigungen wie gar keine Bewegung. Wer sich nach streßreichen Arbeitstagen ständig beim Sport verausgabt, schwächt seinen Organismus, zumal selten ausreichend Zeit zum Regenerieren bleibt.

Natürlich ist sportliche Aktivität grundsätzlich gesund (machen Sie weiter!). Falls Sie sich aber dauernd schlapp fühlen und ständig erkältet sind, läuft da was schief. Finden Sie das für Sie persönlich angemessene Bewegungspensum und die Sportart, die Ihnen gefällt. Erwiesenermaßen hat Spaß beim Sport einen immensen Einfluß auf den Trainingseffekt.

GESUNDHEITSSPORT: Mäßig, aber regelmäßig

Medizinische Untersuchungen haben gezeigt: Drei- bis fünfmal wöchentlich gemütlicher Ausdauersport haben auf die Herztätigkeit und auf das gesamte Stoffwechselsystem positive Auswirkungen:

Der Ruhepuls senkt sich (dadurch spart das Herz bis zu 15 000 Schläge am Tag), der Blutdruck stimmt, verbesserte Cholesterinwerte erhöhen den Schutz gegen Arteriosklerose, Fett wird besser verwertet, das Diabetesrisiko reduziert, das Immunsystem gestärkt, die Infektanfälligkeit und das Infarktrisiko werden deutlich herabgesetzt. Hinzu kommt: Schwitzen reinigt die Poren, frischt den Teint auf und macht glänzende, klare Augen.

«Gesundheitssportler» fühlen sich insgesamt stark, sie brauchen weniger Schlaf, erholen sich schneller, bringen mühelos mehr Leistung und bewältigen auch psychischen Streß leichter.

Nicht übertreiben

Die meisten Freizeitsportler trainieren viel zu hart. Weniger bringt mehr! Fordern Sie Ihren Körper nicht bis zur Erschöpfung, und halten Sie Regenerationspausen ein. Schon zwei- bis dreimal wöchentlich 30 Minuten Sport fördern die Gesundheit. Ein hochroter Kopf und Atemnot sind für Trainingserfolge im Freizeitsport überflüssig und außerdem gefährlich. Die richtige Mischung bringt die Fitneß: Trainieren Sie Ausdauer, Muskelkraft plus Koordination! Variieren Sie Ihre Aktivitäten!

Basisprogramm: Fitneß zwischendurch

Entwickeln Sie Ihre persönlichen Bewegungsstrategien für den Alltag! Ein paar Anregungen:

▷ Treppensteigen statt Fahrstuhlfahren,

▷ häufiger das Auto stehen lassen,

Warum das Auto nehmen, wenn Sie auch laufen oder radfahren können?

▷ wenn möglich, mit dem Rad zur Arbeit fahren (täglich 20 Minuten bringen mehr, als sich einmal die Woche 60 Minuten auszupowern),

▷ das Büro so umorganisieren, daß häufiges Aufstehen nötig wird (Telefon außer Reichweite usw.),

▷ Hobbys mit Fitneßfaktor (z. B. Gartenarbeit, Heimwerken),

▷ zwei- bis fünfmal die Woche mindestens 30 Minuten zügig spazierengehen (Walking), inlineskaten oder schwimmen.

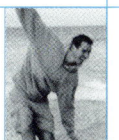

SPORT UND HAUT: Pflegetips für Aktive

Wer regelmäßig Ausdauersport betreibt, schwitzt schneller
und mehr. Wunderbar – das ist alles andere als ein Zeichen
von Konditionsschwäche –, der Körper hat gelernt, schnell
zu reagieren! Aber nicht nur für den Organismus, sondern
auch für Ihre Haut bedeutet Sport eine Herausforderung: Je
mehr Schweiß fließt, desto mehr Pflege braucht sie.

Immer wieder Hitze und Schweiß plus Dusche und
Seife – das entzieht der Haut wertvolle Fette und wackelt am
natürlichen Gleichgewicht. Oftmals ist das eifrige tägliche
Training der wahre Grund für die «merkwürdige» Trockenheit, für Reizungen, Infektionen oder sogar Ekzeme. Doch
dagegen läßt sich etwas tun.

Entzündungen vermeiden

Die Haut ist beim Sport mit anderen Dingen beschäftigt, als Bakterien abzuwehren (Seite 78), und die nutzen gerne das feuchtwarme Milieu. Vor allem an behaarten Stellen und in Hautfalten entstehen leicht Entzündungen. Mit antiseptischen Seifen und Lotionen (Hautarzt, Apotheke) können Sie vorbeugen.

Verheerend, wenn auch noch das Trikot scheuert. Kaufen Sie enganliegende Sportkleidung aus weichen Materialien.

Wird die Haut durch Schweiß und Hitze gereizt, können schon geringe Waschmittelreste Allergien provozieren. Gegenmittel: Möglichst auf Weichspüler verzichten, wenig Waschpulver nehmen (das reicht, um bloßen Schweiß herauszuwaschen), 60°-Gang wählen.

Täglich frische Wäsche und Handtücher benutzen. Und denken Sie daran, im Fitneßraum wird Ihr Handtuch zur Bakterienschleuder. Zum Duschen ein neues benutzen! Beim Abtrocknen nicht rubbeln und die Haut grundsätzlich mild pflegen.

Trikot und Handtücher täglich wechseln!

«Doping» verschiedener Art (nicht nur Anabolika, sondern auch Eiweißpräparate, hochdosierte Vitamine etc.) kann «Sportakne» verursachen.

Regenerationsprogramm für die Haut

Den Flüssigkeits- und Mineralstoffverlust gleichen Sie am besten durch Mineralwasser aus. Nicht nur beim großen Durst nach dem Sport etwas trinken, sondern drei bis vier Liter über den ganzen Tag verteilt, je nach Trainingsdauer (Seite 158).

Sportler brauchen bis zu vier Liter Flüssigkeit pro Tag

Regelmäßiges, üppiges Schwitzen verlangt eine perfekte Ernährung oder Mineralientabletten (Seite 162).

Lauwarm und kurz statt lange und heiß duschen.

Benutzen Sie milde Seife (Babyartikel sind extrem schonend und riechen unauffällig), und nehmen Sie immer nur wenig (!). Ihr Duschgel hat zumindest den günstigen

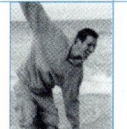

pH-Wert von 5,5 (Seite 79), es enthält im Idealfall feuchtig-keitspendende und rückfettende Substanzen und ist frei von Parfüm- und Reizstoffen.

Nachschwitzen vermeiden Sie durch ein Cooldown für die Haut: Zuerst lauwarmes, dann immer kühleres Wasser über den Körper laufen lassen. Falls das nicht reicht, legen Sie erst mal die Beine hoch oder verwenden Körperpuder, das saugt noch beim Drink an der Bar die Feuchtigkeit auf. Nach körperlicher Anstrengung nicht sofort kalt duschen, das mögen die Muskeln nicht.

Sofortiges, gründliches Abtrocknen macht Sinn: Das feuchte Milieu auf der Hautoberfläche bietet einen idealen Nährboden für Bakterien und Pilze. Sie lauern da, wo man nachlässig wird: Zehenzwischenräume nicht vergessen. Bei strapazierter Haut ein weiches Handtuch benutzen und die Nässe abtupfen.

Cremen Sie trockene Hautpartien direkt danach ein, um weitere Belastungen zu verhindern.

TIPS UND TRICKS für mehr Fitneß

Motivation

Just do it! Lassen Sie kein «Wenn und Aber» mehr gelten, und notieren Sie einen festen Termin in Ihrem Kalender (u. U. mit einem Codewort). Ab sofort ist diese Zeit unum-stößlich besetzt – auch berufliche Angelegenheiten müssen so lange warten. Die Zeit, die Sie jetzt für sich beanspru-chen, holen Sie durch erhöhte Leistungsfähigkeit in Zukunft zehnmal wieder auf.

Reservieren Sie ab sofort einen Abend pro Woche für Ihre Fitneß

Was Sie an «Ihrem» Fitneßtermin tun, bleibt Ihnen überlassen. Und wenn Sie erst mal nur in die Sauna gehen – immerhin haben Sie sich dorthin bewegt! Machen Sie sich klar, was Sie erreichen wollen, und stecken Sie sich kleine, kurzfristige Ziele, damit Sie schnelle Erfolgserlebnisse haben. Trainieren Sie nicht zuviel. Wenn Sie meinen, Sie wären heute nicht fit genug für den Sport, ist das ein deutliches Anzeichen für Übertraining und zugleich eine der häufigsten Ursachen für den baldigen Rückzug auf das heimische Sofa. Ziel ist es, sich hinterher fitter und besser zu fühlen! So bleiben Sie dabei.

Pulskontrolle

Ausdauertraining ohne Pulsmeßgerät (Sportfachhandel) ist im Leistungs- und Fitneßsport kaum noch denkbar. Es schafft die Möglichkeit, Herz-Kreislauf-Training effektiv zu gestalten und ein Über- bzw. Untertraining auszuschließen. Jeder kann seine optimalen Trainingspulszonen auf einfache Art selbst ermitteln und lernt dabei, Körpersignale adäquat zu bewerten.

Alles in einem

«Body-Mind-Sport» aus dem Fernen Osten stärkt Körper, Geist und Seele.

Sportforscher beobachten mit zunehmendem Alltagsstreß einen Trend zu sanfterem Training und Aktivitäten in der Natur, wie z. B. Wandern, Kanufahren, Inlineskaten oder Beachvolleyball. In den USA und neuerdings auch bei uns gibt es seit Jahren eine riesige Bewegung von «Body-Mind-Sportlern». Ihr Ziel ist die Balance von Körper, Geist und Seele, deshalb trainieren sie alles zugleich. Beispiele:

Tai Chi (bei uns auch als «Schattenboxen» bekannt) verbindet in seinen geschmeidigen Bewegungsabläufen Gesundheitsvorsorge, Meditation und Selbstverteidigung. In China und anderen asiatischen Ländern wird frühmorgens in Parks und auf Plätzen wie selbstverständlich geübt. Eine feste Übungsreihe dient dazu, die körpereigene Energie (Qi) zu wecken und zu lenken.

Die Yogastile Iyengar und Ashtanga fordern Muskulatur, Geist und Atmung ganz erheblich. Bei der schnellen, dynamischen Abfolge der Asanas (Haltungen) im Ashtanga-Yoga fließt reichlich Schweiß. Kraft und Ausdauer bei gleichzeitiger Beweglichkeit sind die äußeren «Trainingseffekte». Beide Yoga-Arten werden jetzt auch bei uns zunehmend populär. Aus gutem Grund: Yoga stärkt den ganzen Menschen, seine Gesundheit und die Psyche; es macht stabil, ausgeglichen und flexibel.

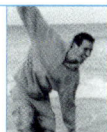

Ernährung:

GESUND ESSEN,
GUT AUSSEHEN

«Du siehst gut aus!» hören
Sie öfter, wenn Sie täglich
das auf dem Speiseplan
haben, was Ihre Haut
braucht, um frisch, klar und
straff zu bleiben. Hier steht,
was das ist!

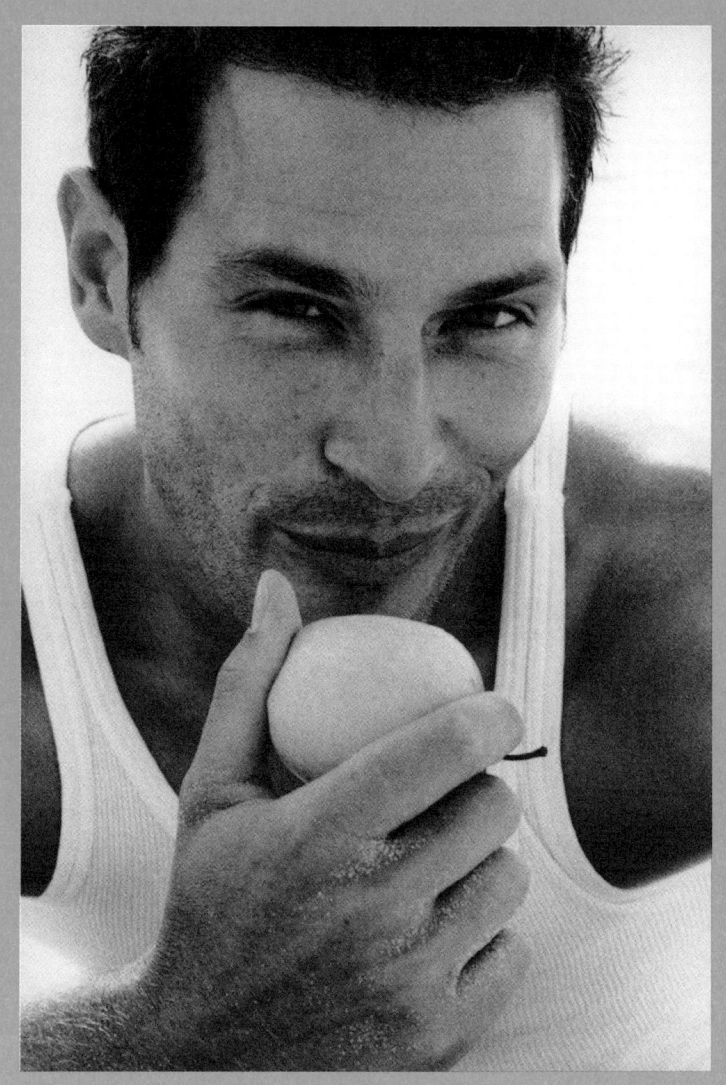

Ihre Hautoberfläche verrät alles: Ärzten liefert sie Indizien für jede Art von medizinischer Diagnose. Was Sie zu sich nehmen – und was nicht (!) –, ist an Ihrer Hautoberfläche zu sehen. So erkennen zum Beispiel Kosmetiker und Visagisten auf den ersten Blick, wer Nichtraucher ist, ausreichend Wasser trinkt, viel Obst und Gemüse knabbert oder umgekehrt gern üppig und fett tafelt, dazu reichlich Alkohol trinkt und ordentlich raucht. Aber auch sonstige Mitmenschen registrieren mehr oder weniger unbewußt den Zustand Ihrer Haut.

Immer rechtzeitig «tanken», damit Sie nicht «austrocknen»

Klare Worte

Aus dem Munde einer Kosmetikerin:

«Raucherhaut ist großporig und gräulich und riecht. Alkohol läßt die Haut aufquellen, macht Augenringe und eine rote Nase.»

ESSEN: Am besten frisch

Eine vollwertige, ausgewogene Ernährung trägt erheblich dazu bei, gesund zu bleiben und zu werden. Die konsequente Umstellung ist jedoch ein langer Prozeß und klappt selten von heute auf morgen. Macht nichts! Jedes einzelne hochwertige Lebensmittel, das Sie anstelle von Industrieprodukten (Fertiggerichte, Chips, Süßigkeiten etc.) zu sich nehmen, macht oder hält Sie gesünder. Kauen Sie es in diesem Bewußtsein!

Jedes «gute» Lebensmittel, das Sie zu sich nehmen, ist ein Gewinn für Ihre Gesundheit

Die DGE (Deutsche Gesellschaft für Ernährung) erstellt Ernährungsempfehlungen, die sich an amerikanischen Richtlinien orientieren. In starker Anlehnung daran ist dieses Kapitel entstanden. Die Reihenfolge der Nahrungsmittel richtet sich nach ihrer Bedeutung, die Mengenangaben gelten pro Tag bei 75 kg Körpergewicht. 1 Portion = 250 g.

Holen Sie sich jetzt bitte eine Pyramide vor Ihr inneres Auge.

Die Ernährungspyramide

1. Getreide, Getreideprodukte, Kartoffeln

Wir befinden uns unten, am Boden der Pyramide. Hier ist die Fläche am größten und genug Platz für die Basis Ihrer Ernährung. Idealerweise besteht über 1/4 von dem, was Sie täglich zu sich nehmen, aus Kohlenhydraten und Ballaststoffen.

▽ Empfehlung: 4–5 Scheiben Vollkornbrot, 1 Portion Vollkornnudeln, Kartoffeln oder Getreide.

2. Gemüse und Hülsenfrüchte

Kaufen Sie möglichst auf dem Markt oder im Bioladen

Frische Waren aus heimischen Gebieten, vom Gemüsehändler oder Bioladen, liefern volle Energie. Das Angebot variiert je nach Saison, so kommt automatisch Abwechslung in Ihren Speiseplan.

▽ Anteil: fast 1/4

▽ Empfehlung: 1 Portion bißfest garen (dünsten statt kochen), 1 Portion roh kauen (als Vorspeise ideal).

Zwischenmahlzeiten

Rohkost (z. B. Wurzel, Kohlrabi) und Trockenobst (z. B. Aprikose, Apfel) halten Sie fit im Büro. Nüsse und Kerne haben ähnliche Kalorienwerte wie Schokoriegel, liefern aber gesunde Fettsäuren.

3. Obst

Am besten ebenfalls vom Gemüsehändler oder im Bioladen kaufen.

▷ Anteil: mehr als 1/8

▷ Empfehlung: 4–5 verschiedene Früchte täglich. Kalt abwaschen, nicht schälen, damit die Vitamine erhalten bleiben.

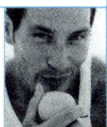

Obst und Gemüse können Bluthochdruck senken. Für eine amerikanische Studie von 1997 stellten die Versuchspersonen ihre Ernährung um: 8–9 Portionen Obst und Gemüse (!) pro Tag, Fisch und Geflügel anstelle von fettem Fleisch, fettarme Milchprodukte. Obwohl sie täglich 8 g Salz zu sich nahmen (Empfehlung bei Bluthochdruck: 5 g), sanken ihre Werte.

4. Getränke

Wer sich vor allem an die «guten» Flüssigkeiten hält (Seite 168), kann nichts falsch machen.

▷ Anteil: 1/8
▷ Empfehlung: trinken, trinken, trinken (Seite 158).

5. Milch und Milchprodukte

Wir befinden uns nun im oberen Drittel der Pyramide – es wird enger.

▷ Anteil: weniger als 1/8
▷ Empfehlung: Kleine Mengen genügen, z. B. 1/4 l fettarme Milch + 1 Joghurt (pur!) + 60 g Camembert (30 Prozent Fett i. Tr.).

Solche Lebensmittel können Sie sich sparen:

Weißmehlprodukte (z. B. das «gewöhnliche» Frühstücksbrötchen, viele Industriebrote, «normale» Nudeln, Kekse etc., aber auch weißer Reis und andere geschälte Getreide) besitzen praktisch keinen Nährwert. Sie liefern also kaum Vitamine, Mineralien und Ballaststoffe, dafür reichlich Kalorien. Nur wenn ein Artikel ausdrücklich als «100 Prozent Vollkorn» deklariert ist (bei Reis «ungeschält»), ist das auch so. Die Bezeichnung «Vollkornbrot» bedeutet lediglich, daß das Brot zum Teil aus Vollkorn besteht.

Weißer Zucker ist absolut leer. Genau betrachtet, verbraucht er Energie, statt welche zu geben. Das kalorienreiche weiße Pulver kann sich sogar in «gesunden» Artikeln verstecken, wie z. B. Müsliriegeln, Fruchtjoghurt, Brot, Vitaminsaft etc. Etiketten studieren!

6. Fisch, Eier und Fleisch

▷ Anteil: weniger als 1/8.

▷ Empfehlung: Ersetzen Sie jeden zweiten oder dritten Tag Fleisch durch Fisch (250 g). Das darf gerne einmal Fettfisch sein wie z. B. Lachs, Hering oder Makrele. Seine Fettsäuren (Omega 3) halten die Zellwände elastisch und fördern das gute Cholesterin (HDL). Wer keinen Fisch ißt, sollte Jodsalz mit Fluor verwenden – Deutschland ist Jodmangelgebiet!

Lachs enthält wertvolle Fettsäuren

Für Vegetarier

Wie Sie aus Erfahrung wissen, läßt sich Abteilung 6 ersetzen. Achten Sie aber auf Ihre Eisenversorgung: z.B. Vollkornprodukte (Brot) zusammen mit Vitamin C (Paprika) aufnehmen. Typische Mangelsymptome: Dauermüdigkeit, Blässe, spröde Haut.

7. Fette und Öle

Der lange propagierte Verzicht auf Fette ist jetzt wieder in der Diskussion. Immerhin spalten (hochwertige) Fette bedeutende Vitamine! Doch vermutlich ist die schmale Pyramidenspitze bereits durch Ihren normalen Fleisch- und Milchkonsum abgedeckt. «Pommes mit Mayo», Sahnetorte, Bratfett und Nüsse also sparsam genießen!

▷ Anteil: weniger als 1/16

▷ Empfehlung: Gönnen Sie sich ein hochwertiges, vitaminreiches, kaltgepreßtes Salatöl (z. B. Distel-, Sonnenblumen-, Olivenöl), und variieren Sie die Sorten.

TRINKEN:
Ohne Wasser läuft nichts

Der Mensch besteht zu 70 Prozent aus Wasser. Sämtliche Zellen und Organe sind darauf angewiesen, um einwandfrei zu funktionieren. Das A und O für eine pralle, knitterfreie Haut ist die hundertprozentige Versorgung mit Feuchtigkeit:

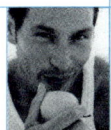

Zweieinhalb Liter Flüssigkeit täglich verliert der Körper bei normaler Belastung über Haut, Atmung, Urin und Stuhlgang. Bei körperlicher Anstrengung und Hitze erhöht sich die Menge entsprechend. Gleichzeitig gehen lebenswichtige Mineralien und Spurenelemente (Elektrolyte) «den Bach runter».

Damit alles läuft wie geschmiert, gilt es die Vorräte immer wieder aufzufüllen. In jedem Fall brauchen Sie täglich mindestens zweieinhalb Liter Wasser.

Lassen Sie dabei keine Engpässe aufkommen! Flüssigkeitsdefizite bergen die Gefahr, daß sich das Blut verdickt. Die unmittelbaren Folgen: Leistungsabfall, Konzentrationsschwäche, Kopfschmerzen, Schwindel, Müdigkeit. Chronische Wasserverarmung schädigt langfristig die Nierenfunktion. Wenn das Durstgefühl aufkommt, ist die Energiekurve bereits auf dem Weg nach unten. Vorher trinken!

Wasserstand

Viele Männer trinken zuwenig! Und Sie? Der morgendliche Blick auf die Harnsubstanz verrät es Ihnen:

▷ (Dunkel-)Gelb: mehr Wasser tanken, Ihre Nieren arbeiten hart.

▷ Hell und durchsichtig: Wunderbar, weiter so!

Kaffee, Tee und Alkohol: Achtung, Wasserräuber!

Über den Tag verteilt einen Liter Kaffee plus zwei Gläser Wasser, zum Abendessen einen halben Liter Wein und einen Capuccino – der Rest an Flüssigkeit wird schon in den Mahlzeiten stecken ... Ein beliebtes Denkmuster – aber leider falsch!

Koffein- und alkoholhaltige Flüssigkeiten werden nicht auf die täglich nötigen zweieinhalb Liter angerechnet. Gemein?! Keineswegs – Kaffee, Tee und Alkohol sind flüssige Genußmittel, die den Zellen Wasser entziehen (= dehydrieren), statt ihnen Feuchtigkeit zuzuführen.

Pro Tasse Kaffee und pro Glas Alkohol ein Glas Wasser – dann stimmt die Flüssigkeitsbilanz

In südlichen Ländern weiß man das. Bei der Bestellung im Lokal erhalten Sie automatisch Leitungswasser zu Ihrem Kaffee, damit Sie das vom Koffein verursachte Defizit umgehend ausgleichen können. Passiert das nicht, erfahren Sie die typischen Symptome der Dehydration: Sie werden unkonzentriert, zittrig und müde – obwohl das Herz rast.

Tee (auch grüner) enthält ebenfalls Koffein, beim Tee früher Teein genannt. Insgesamt ist Tee jedoch bekömmlicher als Kaffee. Schwarzem wie grünem Tee werden gesundheitsfördernde Wirkungen nachgesagt; sie sollen z. B. Verkalkung und Herzinfarkt vorbeugen.

Koffeinwerte

Die Werte pro Tasse/Glas

Kaffee: ca. 70 mg,
Tee (lose): 29 mg,
Tee (Beutel): 33 mg,
Cola: 13 mg,
Kakao: 6 mg.

Alkohol schwemmt Mineralien sowie Vitamine aus und beeinträchtigt die Nierentätigkeit – das macht den Kater. Mehr als 0,4 l Wein (= 32 g Alkohol) pro Tag sind nicht zu empfehlen. Den Trick, die Menge durch vorläufige Enthaltsamkeit für das Wochenende aufzusparen, macht Ihr Körper übrigens nicht mit.

Den Kater verjagen

Die besten Mittel zur Schadensbegrenzung nach feuchtfröhlichen Feiern:

Vorbeugen mit Wasser und Magnesium

▷ Bereits am Abend vorbeugen: Zwischendurch reichlich Mineralwasser und Fruchtschorlen trinken (Seite 161).
▷ Nach Exzessen vor dem Einschlafen Mineralien-Brausetabletten nehmen (besonders Magnesium).

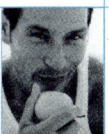

▷ Am Tag danach beruhigt Gemüsesuppe oder Brühe den Magen, die Dosis Sauerstoff auf einem Spaziergang den Kopf.

▷ Schwellungen und fahle Haut sind vorprogrammiert – die leichte Alkoholvergiftung fordert u. a. das Lymphsystem. Erste Hilfe: kühlendes Augengel (Seite 30), Feuchtigkeitsmaske (Seite 25), Eiswürfelmassage (Seite 26).

▷ Bürstenmassage und Wechseldusche (Seite 81) kurbeln den Kreislauf an.

Für Alkohol wie für Kaffee gilt: Pro Glas oder Tasse 1 Glas Wasser trinken. Bedenken Sie: Mit dieser Menge Flüssigkeit liegen Sie erst wieder auf Null. Ihre zweieinhalb Liter «Grundbedarf» wollen auch noch getrunken werden.

Mineralwasser: Das ideale Getränk!

Am besten bekommt es Ihnen ohne Kohlensäure. Ernährungswissenschaftler empfehlen ein kohlensäurearmes oder -freies Mineralwasser mit einem Magnesiumanteil über 100 mg / l und einem Kalziumanteil über 200 mg / l. Für Sportler sollte der Natriumgehalt über 200 mg / l liegen; bei Bluthochdruck möglichst wenig Natrium plus Chlorid zuführen. Die Werte stehen auf den Etiketten der Flaschen. Im Zweifelsfall trinken Sie lieber mehr von einem Wasser, das Ihnen gut schmeckt, als sich zu einem hochprozentigeren zu zwingen (und dann weniger zu trinken). Ein Stück Orange oder ein Schuß Obstsaft bringt Geschmack rein.

Mineralwasser leifert wertvolle Feuchtigkeit und fördert die Verdauung

Keine Angst: Wenn Sie ab sofort deutlich mehr Mineralwasser trinken, werden Sie deshalb nicht öfter zum Klo rennen. Denn im Unterschied zu anderen Getränken (vor allem mit Koffein und Alkohol) wird Mineralwasser vom Körper aufgesogen. Es heizt die Nierentätigkeit nicht an und läuft auch nicht schnurstracks in die Blase. «Vieltrinker» leiden jedoch seltener an Verdauungsbeschwerden.

Mehr als ein Glas (200 ml) Wasser in 20 Minuten kann der Darm nicht aufnehmen (resorbieren). Deshalb zweieinhalb Liter über den Tag verteilen und nicht die ganze Flasche auf einmal austrinken.

Andere «gute» Getränke

Kräuter- und Früchtetees, warm oder kalt, sind ausgezeichnete Getränke, zum Teil sogar mit Heilwirkung. Sie enthalten null Kalorien, liefern aber auch keine Mineralien (wichtig für Sportler).

Milch ist ein wertvolles Lebensmittel, als Durstlöscher jedoch ungeeignet. Erwachsene sollten mit Milch sparsam umgehen – unter anderem wegen ihres Fettgehalts und möglicher Unverträglichkeiten.

Säfte geben den Vitamin- und Mineralstoffkick, sind jedoch kalorienreich und zuckerverdächtig (Etiketten studieren). Mehr als ein Glas täglich ist nicht ratsam. Als Durstlöscher mindestens 1:3 mit Wasser verdünnen, besser sind Schorlen.

Erfrischungsgetränke wie z. B. Limonade und Coca-Cola gelten als flüssige Süßigkeiten. Sie enthalten allerlei künstliche Stoffe, reichlich Zucker und viele Kalorien.

Kalorienbomben

Durchschnittliche Kalorienwerte pro Glas
Wasser: 0
Milch: 66
Fruchtsaft: 140
Cola: 170

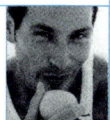

Mit dem Schweiß fließen Mineralstoffe dahin, mit der Anstrengung reichlich Kohlenhydrate.

Die ideale Ernährung für Ausdauersportler besteht zu 60 bis 70 Prozent aus Kohlenhydraten (Nichtsportler: 55 Prozent). Der Bedarf steigt mit der Intensität des Trainings.

Ob Sie genug haben, merken Sie selbst: Sind Sie am Tag nach dem Training erschlagen und hätten lieber Pause, haben Sie den empfohlenen Anteil wohl nicht erreicht. Tip: Ernähren Sie sich am Tag vor dem Training überwiegend aus Abteilung 1 bis 3 der Pyramide (Seite 154), und verteilen Sie diese Nahrungsmittel über den ganzen Tag. Viel Vollkornbrot und -nudeln, Müsli usw. essen, aber auch Gemüse und Obst.

Sportler brauchen kein zusätzliches Eiweiß

Zusätzliches Eiweiß für Ihre Muskeln können Sie sich sparen, die normale Nahrung enthält genug. Bei erhöhtem Training essen Sie ohnehin mehr und decken damit automatisch den Bedarf. Sogar Bodybuilder kommen ohne Extraportionen aus.

Keinen Durst aufkommen lassen, auch nicht während des Trainings. Trinken Sie schon vorher Mineralwasser! Flüssigkeitsmangel führt zu Leistungsabfall, auch im Sport. Faustregel: Pro Trainingsstunde über den Tag verteilt einen Liter Wasser zusätzlich trinken.

Mineralien auffüllen: Falls Sie sich vorbildlich ernähren (Seite 154) und regelmäßig Mineralwasser konsumieren, reicht auch bei täglichem Schwitzen die Apfelschorle (Seite 163) nach dem Training. Sonst sind Mineralienpräparate (Natrium, Kalium, Magnesium, Kalzium, Eisen, Phosphat) ratsam. Typische Mangelerscheinungen: Muskelkrämpfe (Magnesiummangel), trockene Haut, brüchige Fingernägel, Haarausfall, erhöhte Infektanfälligkeit.

Rehydrierungs-Drink

Apfelsaft ist kaliumreich und liefert Kohlenhydrate, Mineralwasser ersetzt Flüssigkeit und wichtige Mineralien wie z. B. Magnesium und Natrium. Eine Mischung aus 1 Teil Apfelsaft und 3 Teilen Mineralwasser macht Sie umgehend wieder topfit.

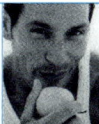

Check-up
In aller Kürze

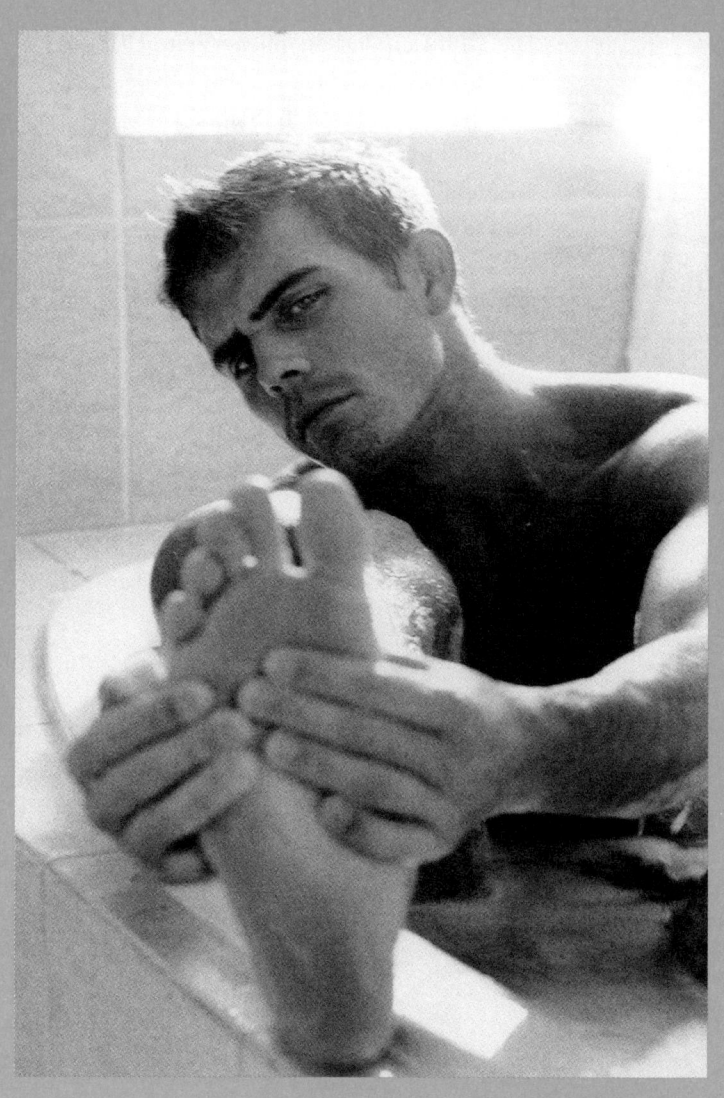

PFLEGE-FAHRPLAN:
Perfektes Timing

Täglich

▷ Die 3-Phasen Gesichtspflege (Seite 19),

▷ Zähne putzen (siehe auch Seite 38),

▷ Duschen oder waschen (Seite 79),

▷ Ohren säubern (Seite 32),

▷ Intimpflege (Seite 91)

▷ Sunblock (Seite 129)

Mehrmals die Woche

▷ Rasieren (Seite 42),

▷ Haare waschen (Seite 59),

▷ Nagelhaut bürsten (Seite 99),

▷ ggf. Bodylotion (Seite 85)

Wöchentlich

▷ Fingernägel behutsam reinigen (Seite 98),

▷ Hornhaut an den Fußsohlen bearbeiten (Seite 107),

▷ Härchen an Ohren und Nase kontrollieren (Seite 33)

Monatlich

▷ Peeling (Seite 23),

▷ ggf. Kosmetikbehandlung, Pediküre, Maniküre (Seite 36),

▷ Haarkur für trockenes, strapaziertes Haar (Seite 62),

▷ ggf. Enthaaren (Seite 88)

Alle vier bis sechs Wochen

▷ Zahnbürste wechseln,

▷ Friseur

Das große Sortiment für zu Hause

Duschgel, Badezusätze, milde Handseife, Handcreme, Shampoo, Körpermilch, Gesichtspflegeserie: Waschgel, Tonic, Feuchtigkeitslotion; Peeling, Wattepads, Lippenbalsam, Sonnenschutzlotion, Fettsalbe für die Füße und trockene Körperpartien, Pinzette, Nagelschere, Nagelfeile, Nagelbürste, Bimsstein, Rasierapparat, After-shave-Balsam, für Naßrasur: Klingen, Rasierseife, Pinsel; für Trockenrasur: Preshave; 2–3 Düfte, Kamm, Bürste, Fön mit variablen Hitzestufen, Zahnbürste, Zahnpasta, Zahnseide, Präservative

Die Grundausstattung für Geschäftsreisen

Bürste/Kamm, Shampoo, Duschgel und eventuell einen entspannenden Badezusatz, Zahnbürste, Zahnpasta, Nagelfeile, Reisefön (je nach Hotel), Rasierapparat, Aftershave, Trockenrasur: Preshave, Naßrasur: Ersatzklinge, Rasierseife, Pinsel, Gesichtspflege: Waschgel, Tonic, Creme, eventuell ein Augengel, mindestens einen Duft, Präservative(?)

Basics für die Sporttasche:

zwei bis drei Handtücher, Kamm, eventuell Fön, mildes Duschgel, Shampoo, für trockene Haut: Gesichtslotion, eventuell Körperlotion oder -puder und einen Duft fürs anschließende Date, Badeschuhe

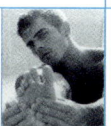

Zum schnellen Nachlesen:

DAS WICHTIGSTE IN KURZFASSUNG

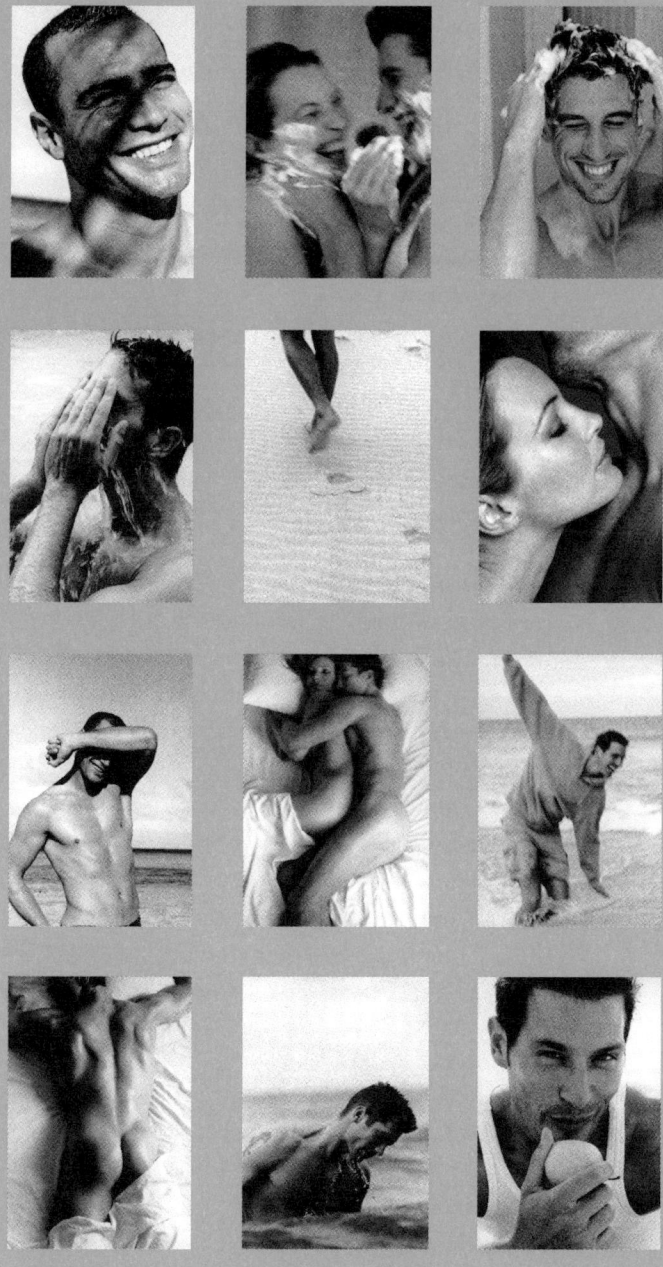

GLOSSAR

Wichtige Begriffe rund um Gesicht, Körper und Gesundheit

adstringierend: zusammenziehend

After-shave: alkoholhaltiges Rasierwasser

After-shave Balsam: pflegende Emulsion für nach der Rasur

Akne: entzündliche Hautunreinheiten im Gesicht, auf der Brust, am oberen Rücken

alkalisch: laugenhaft, mit einem PH-Wert über 7

antiseptisch: Wundinfektionen verhindernd

Aphrodisiakum: Mittel, das die Libido (Lust auf Sex, Potenz) anregt

Aromatherapie: Heilbehandlung mit ätherischen Ölen

ätherische Öle: Extrakt aus Pflanzen

Augenpartie: etwa einen Fingerbreit bis zum oberen und unteren Augenlid, bei Masken und Peelings freilassen

Biorhythmus: 24-Stunden-Intervall von Schlaf und Aktivität mit weiteren Schwankungen im Wachzustand

Bodylotion: fetthaltige, leichte Körpercreme

Bodysrub/peeling: s. Peeling

Bodytonic, -splash: kühlende Körperpflege ohne Fett

Cardiogerät: Trainingsmaschine, welche die Kondition bzw. das Herz-Kreislauf-System («kardiovaskuläres System») stärkt. Bekannte Cardiogeräte: Fahrradergometer, Rudermaschine, Laufband

Concealer: Abdeckstift oder -creme

Conditioner: Pflegespülung nach der Haarwäsche

Creme: salbenartiges Hautpflegemittel; umgangssprachlich für Hautpflegeprodukte aller Art

Depilation: zeitweise Entfernung von Körperhaaren

dermatologisch: med.: die Haut betreffend, hautärztlich

Detergenzien: Hautwaschmittel, z.B. Seife, Duschgel

Emulgator: Mittel, das die Bildung einer Emulsion erleichtert

Emulsion: Gemenge aus zwei ineinander unlösbaren Flüssigkeiten, bei dem die eine Flüssigkeit in Form kleiner Tröpfchen in der anderen verteilt ist, z.B. Öl in Wasser

Epidermis: Oberhaut, äußere Hautschicht

Epilation: dauerhafte Entfernung von Körperhaaren

Exfoliation: siehe Peeling

Fettcreme: Creme mit überwiegendem Ölanteil

Feuchtigkeitscreme: Creme mit überwiegendem Wasseranteil, siehe Emulsion

Foundation: flüssiges Make-up zum Abdecken der Gesichtshaut

Fußreflexzonenmassage: Druckmassage bestimmter Punkte an den Füßen; wirkt harmonisierend auf die Energieströme im Organismus

ganzheitlich: Als Charakterisierung einer Heilmethode bedeutet dieser Begriff: den gesamten Menschen einbeziehend, also Körper, Geist, Psyche, Umfeld, Herkunft usw.

Haarwurzel: unter der Hautoberfläche sitzender Teil des Haares

Infektion: Entzündung, z.B. Pickel, Akne

Iontophorese: Einführung von Ionen mit Hilfe von galvanischem Strom durch die Haut in den Körper zu therapeutischen Zwecken, z.B. bei Erkrankungen der Haut und des Bewegungsapparats

Kletten: Haarnester, ineinander verwobene Haare

Kneipp-Therapie: ärztliche Behandlungsmethode mit (äußerer) Anwendung von Wasser in Form von Bädern, Güssen, Wickeln, Dämpfen

Kompakt-Make-up: Puder-Make-up, gepreßte Foundation inklusive Puder

Kompresse: feuchter Umschlag

Leave-In-Conditioner: Haarpflege nach der Wäsche, wird nicht ausgespült

Linergist: siehe Permanent-Make-up

Lipgloss: Glanzlippenstift

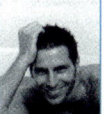

Lotion: flüssiges Kosmetikum zum Reinigen, Erfrischen und Pflegen der Haut

Lymphsystem: System zur Ableitung der Lymphe (eine menschliche Körperflüssigkeit), bestehend aus dem Lymphgefäßsystem und den lymphatischen Organen (Lymphknoten, Milz, Thymus und Mandeln); entgiftet den Körper

Make-up: dekorative Kosmetik, z.B. Lippenstift, Foundation etc.

mattierend: den (Haut-)Glanz nehmend

Meridiane: Begriff aus der traditionellen chinesischen Medizin. Bahnen, durch welche die Lebensenergie im Körper zirkuliert

Moisturizer: Feuchtigkeitslotion

Nagelhärter: Flüssigkeit, ähnlich Nagellack, stabilisiert dünne, weiche Nägel

Nagelhuf: Gerät zum Schieben der Nagelhaut

Nagelzange: Gerät zum Kürzen von Fußnägeln

Pad: kreisrunde, gepreßte Watte«scheibe» zum Auftragen von Pflegestoffen u.a.

pathologisch: krankhaft verändert

Pediküre: Fußpflege

Peeling: Entfernen abgestorbener Hautzellen von der Hautoberfläche

Permanent-Make-up: langanhaltendes Nachziehen von Gesichtskonturen (Augenbrauen, Lippen u.a.) oder Pigmentieren der Kopfhaut bei Haarverlust durch einen speziell ausgebildeten «Linergisten»

Pflegeserien: aufeinander abgestimmte Pflegeartikel einer Handelsmarke

Pflegespülung: Produkt, das nach der Haarwäsche angewendet wird; bringt mehr Glanz, Kämmbarkeit, Volumen etc.

Piercing: Durchstechen der Haut plus Befestigen von Schmuck

Reflexzonenmassage: Spannungen auflösende Massage von Reflexpunkten oder -bereichen, denen bestimmte Körperorgane und -strukturen entsprechen

rückfettend: Eigenschaft bestimmter Stoffe in Shampoos und Badezusätzen; bewirkt, daß die Haut beim Reinigen nicht so stark austrocknet

Salbe: streichfähige Arzneimittelzubereitung zur lokalen Anwendung auf der Haut, bestehend aus der Salbengrundlage (Fette, Glyzerin u.a.) und den eigentlichen Wirkstoffen

Schrunde: tiefer Riß in trockener Haut

Schwitzhütte: indianische Tradition, vergleichbar der Dampfsauna

Spinning: Trainingsform im Fitneßcenter; Radfahren auf speziellen, feststehenden Rädern

Sportakne: Akne durch Doping bzw. Anabolika, Eiweißpräparate usw.

Sunblock: LSF 25 und höher, filtert 96 Prozent des UVB-Lichts

Supplement: Ergänzung, z.B. bestimmte Vitamin- und Mineralienpräparate in der Ernährung

Symptom: med.: Hinweis auf eine Erkrankung

Syndet: seifenfreie, synthetische Waschsubstanz

Teint: Gesichtsfarbe

Temptoo: oberflächliche Tätowierung, die nach einigen Jahren von selbst verblaßt

Tensid: chemischer Oberbegriff für Moleküle mit fett- und wasserlöslichem Anteil, z.B. alle Seifen und Syndets; hautirritierend und umweltbelastend

Tenside, nichtionische: sanfter zu Haut und Umwelt, die «guten» in der Familie

Testosteron: Hormon der männlichen Keimdrüse

Thalassotherapie: Verwendung von Meerwasser und -salz zu Heilzwecken

Tissue: weiches Papiertuch

Tonic: Gesichtswasser

Two-In-One-Produkte: Pflegeartikel mit Mehrfachwirkung, z.B. Körperseife inkl. Peeling, Shampoo inkl. Conditioner

T-Zone: Stirn, Nase, Kinn

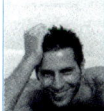

UV-Filter: Substanzen (chemisch oder mechanisch), die UV-Strahlen absorbieren

Vaseline: streichfähiges Fett

Wattepad: siehe Pad

Zivilisationskrankheiten: Bezeichnung für die Erkrankungen, die durch äußere Faktoren, wie fehlerhafte Ernährung, Bewegungsmangel, Umweltbelastungen und schädlichen Streß ausgelöst oder verschlimmert werden. Beispiele: Fettleibigkeit, Bluthochdruck, Arterienverkalkung, Gicht, Diabetes, Allergien, bestimmte Krebserkrankungen

BÜCHER UND CD'S ZUM THEMA

Bücher

Gian Paolo Barbieri: Tahiti Tattoos. Taschen, 1998

Cherie Calbom, Maureen Keane: Mit Saft und Kraft. Knaur, 1993

Allen Carr: Endlich Nichtraucher. Goldmann, 1992

Andrea-Ann Cavelius, Alexandra Cavelius, Li Wu: Praxisbuch Chinesische Medizin. Ludwig, 1998

Dr. Stephen T. Chang: Das Tao der Sexualität. Goldmann, 1992

Mantak Chia: Öfter, länger, besser. Sextips für jeden Mann. Knaur, 1998

Bruno Comby: Wach durch Powerschlaf. Goldmann, 1997

Sally Edwars: Leitfaden zur Trainingskontrolle. Meyer & Meyer, 1996

Diane v. Fürstenberg: Das Bad – Oase der Entspannung. Gerstenberg, 1995

Louise Hay: Gesundheit für Körper und Seele. Heyne, 1984

B. K. S. Iyengar: Licht auf Yoga. O. W. Barth, 1993

Kurt Langbein, Manfred Mühlberger, Christian Skalnik: Kursbuch Lebensqualität. Kiepenheuer & Witsch, 1995

S. Letuwnik, J. Freiwald: Bodytrainer für Männer: Fit von Kopf bis Fuß. Rowohlt, 1995

S. Letuwnik, J. Freiwald: Bodytrainer für Männer: Bauch. Rowohlt, 1995

L. Lidell, S. Thomas, C. Beresford Cooke, A. Porter: Massage. Anleitung zu östlichen und westlichen Techniken. Mosaik, 1984

Klaus Moegling: Tai Chi Chuan. Goldmann, 1988

Karin Schutt: Wasser. Quelle für Schönheit und Wohlbefinden. GU Ratgeber Gesundheit, 1998

Aljoscha A. Schwarz, Ronald P. Schweppe: Reflexzonen für Fuß, Hand und Ohr. Rowohlt Taschenbuch, 1995

Dr. med. Bernie Siegel: Prognose Hoffnung. Heilerfolge aus der Praxis eines mutigen Arztes. Econ, 1988

Michaelv.Straten: Handbuch bewußte Ernährung. Taschen, 1998

Marianne Uhl: Chakra Energie Massage. Windpferd, 1988

Nicolai Worm: Diätlos glücklich. Wer nicht genießt, wird ungenießbar. Hallwag, 1998

Audio

Chaitanja G. Deuter, Günter Bayer: Inside, Innere Welten. Verlag Hermann Bauer, 1994. Als CD und MC erhältlich

R. Carlos Nakai: Desert Dance. Celestial Harmonies, 1990

Tony Scott: Music for Zen Meditation. PolyGram, 1964

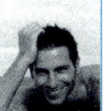

STICHWORTREGISTER

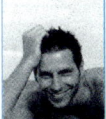

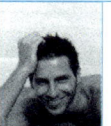

DANK

Für ihre freundliche Unterstützung danke ich meinen Interviewpartnern

Sabine Balzer, Heilpraktikerin;

Dr. med. Holger Berges, Energetik-Experte;

Paro Bolam, prof. Coach;

Petra Dabelstein, Club Meridian;

Dominique, Visagiste, Beautyfarmer im Marriott-Hotel;

Gisela Hacke und Jacques le Coz, c./o. Salon Jacques le Coz;

Marlies Kasper, c./o. Freie Manufaktur, Mehndikunst;

Univ.-Prof. Dr. med. Jean Krutmann, Photodermatologie;

Heike Lemberger, Dipl. Oecotrophologin;

Nadia Meyer, Permanent Make-up;

Univ.-Prof. Dr. Ingrid Moll, Dir. Dermatologie;

Ingeborg Niebuhr, Fachbereichsvorsitzende in der Friseur-
    innung;

Andreas Schmook, Zahnarzt;

Dr. Kai Schölermann, Urologe;

Renata Steffens, c./o. Art & Beauty, Kosmetik/Typberatung;

Dr. phil. Eva Wlodarek, Psychologin und Autorin.

Martin Wockenfuß, Friseur;

Besonderen Dank an Sandra Maahn, Marina Pagel, Carsten
    Richert (Make-up/Haar für die Fotos) und Cornelius
    Scriba.

Astrid Wronsky, Jahrgang 1959, studierte zunächst Germanistik und Modedesign, darauf folgten Ausbildung und Praxis als Körpertherapeutin und Fitneßtrainerin. In ihrer späteren Tätigkeit als Make-up Artist/Hairstylist beriet sie jahrelang Models und Prominente. Heute bringt sie ihre langjährige und vielfältige Erfahrung mit Körper und Seele als freie Fachjournalistin und Produzentin im Ressort Beauty und Fitness führender Zeitschriften wie Men's Health. BRIGITTE u. a. ein.

Men's Health: *Der Survival-Guide: Was echte Männer können müssen* von Wolfgang Melcher (rororo 60860)

Men's Health: *Bodyguide Mann. Fakten, Vorurteile und Funktionen* von Thomas Lazar (rororo 61113)

Men's Health: *Penis pur. Was Männer wissen wollen* von Katharina Butz/Detlef Icheln (rororo 60691)

Men's Health: *So macht Mann brave Mädchen wild. Der ultimative Erotik-Guide* von Astrid-Christina Richtsfeld (rororo 60680)

Men's Health: *Bei der nächsten Frau wird alles anders. Was Männer sich sparen können* von Astrid-Christina Richtsfeld (rororo 61116)

Men's Health: *Bodyconcept Bauch. Der ultimative Kraft-, Ausdauer- und Ernährungsguide* von Thorsten Tschirner und Christine Wolters (rororo 61140)

Men's Health: *Know-how für Helden. Wie Mann alle Katastrophen meistert* von Wolfgang Melcher (rororo 60123)

Men's Health: *Muskelpillen. Die besten Fitmacher. Alle Präparate im Test* von Katharina Butz und Detlef Icheln (rororo 61178)

Men's Health: *Der Style-Guide. Moderatgeber für Männer* von Bernhard Roetzel (rororo 61323)

Men's Health: *Das Schnarchbuch. Legenden, Auslöser, Gegenmittel* von Peter Spork (rororo 61155)

Men's Health: *Power-Workout für Body & Soul. Fatburning, Kraft, Energie, Entspannung* von Robert S. Polster (rororo 61027)

Men's Health: *Das Muskel-Manual. Der ultimative Trainings-Guide* von Thorsten Tschirner (rororo 61322)

Men's Health: *Das Flirt-Buch für Männer. Wie Mann Frauen richtig anmacht. Die schlimmsten Fehler. Die besten Tricks* von Christiane Bongertz (rororo 61500)

Men's Health: *Bodyconcept Laufen. Der Guide für Ausrüstung, Technik, Training* von Markus Stenglein und Rainer Müller-Hörner (rororo 61375)

Men's Health: *Weg mit der Wampe. Der Guide für schlanke Ernährung* von Kirsten Thieme (rororo 61374)

Men's Health: *Das Bauchmuskelbuch. Mehr Muskeln – weniger Fett. Die besten Fatburner-Sportarten. Clever essen. Waschbrett-bauch: Die effektivsten Übungen* von Thorsten Tschirner und Christine Wolters (rororo 61499)

Men's Health: *Mann, benimm dich! Mehr Erfolg durch sicheres Auftreten. Stilsicher bei allen Anlässen. Die wichtigsten Tipps und Regeln für moderne Männer. Mit Test: Haben Sie Stil?* von Bern-hard Roetzel (rororo 61519, Oktober 2003)

Men's Health: *Das große Buch der Männergesundheit. Beschwerden und Krankheiten sicher erkennen. Erfolgreiche Behandlungsmethoden für Männer. Richtig vorbeugen – länger leben* von Dr. Michael Dirk Prang (rororo 61518, Oktober 2003)

Men's Health: *Mach's noch einmal, Schatz. Was Frauen wollen. Der Sex-Guide für Männer. Verführ-Tricks für mehr Lust* von Christine Bongertz (rororo 61373, Oktober 2003)

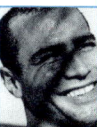

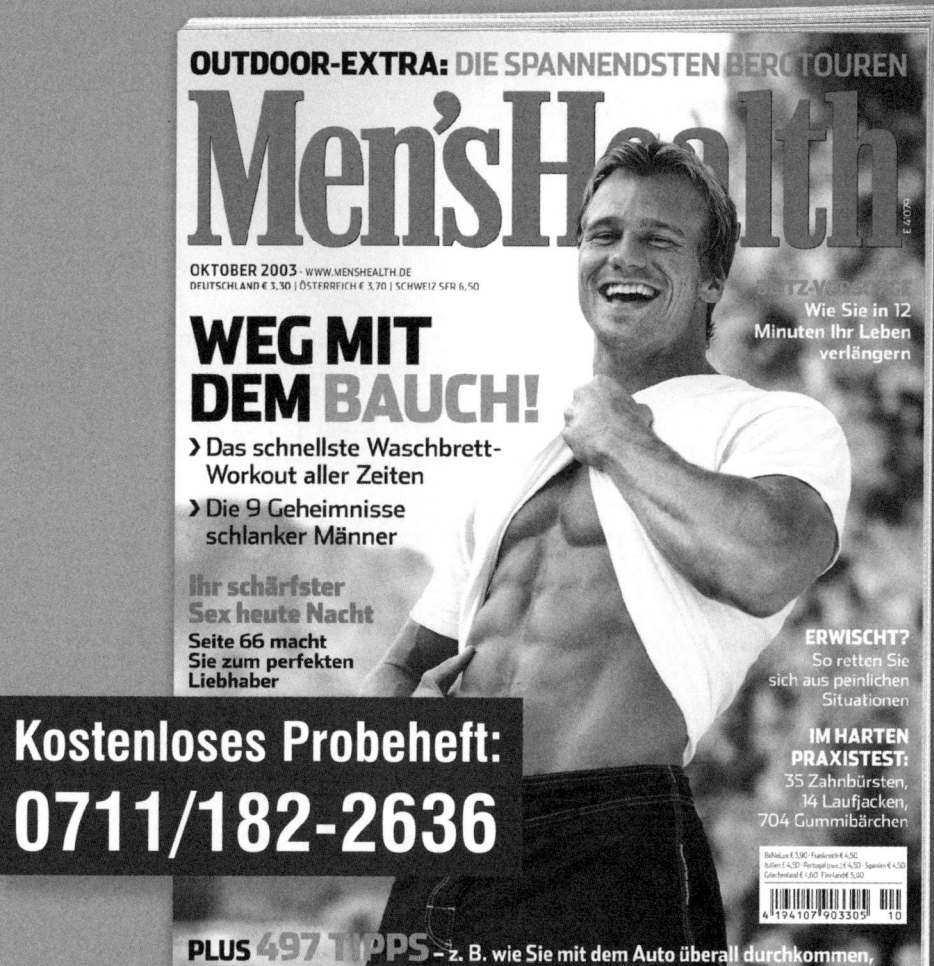

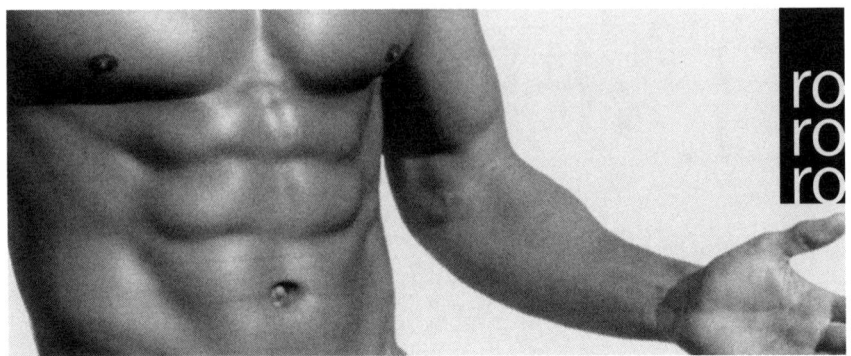

rororo Ratgeber: Men's Health

Wampe oder Waschbrett, das ist hier die Frage.

Das Muskel-Manual
Der ultimative Trainings-Guide
Thorsten Tschirner
3-499-61322-0

Das Bauchmuskelbuch
Mehr Muskeln – weniger Fett
Thorsten Tschirner/
Christine Wolters
3-499-61499-5

Muskelpillen
Die besten Fitmacher:
Alle Präparate im Test
Katharina Butz/Detlef Icheln
3-499-61178-3

Bodyguide Mann
Fakten, Vorurteile und Funktionen
Thomas Lazar
3-499-61113-9

Weg mit der Wampe
Der Guide für eine
schlanke Ernährung
Kirsten Thieme
3-499-61374-3

Power-Workout für Body & Soul
Fatburning · Kraft · Energie ·
Entspannung
Robert S. Polster
3-499-61027-2

Bodyconcept Bauch
Der ultimative Kraft-, Ausdauer-
und Ernährungsguide
Thorsten Tschirner/
Christine Wolters

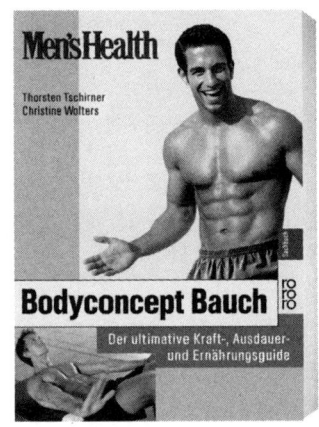

3-499-61140-6

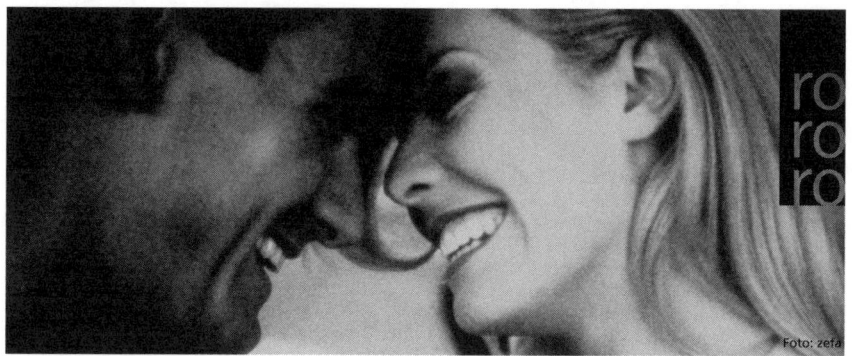

Foto: zefa

rororo Ratgeber Men's Health

Über Sex, Lifestyle und wie Mann alle Katastrophen meistert

Das Flirt-Buch für Männer
Christiane Bongertz
3-499-61500-2

Penis pur
Was Männer wissen wollen
Katharina Butz/Detlef Icheln
3-499-60691-7

Der Survival-Guide
Was echte Männer können müssen
Wolfgang Melcher
3-499-60860-X

Know-how für Helden
Wie Mann alle Katastrophen meistert. Wolfgang Melcher
3-499-61123-6

**So macht Mann
brave Mädchen wild**
Der ultimative Erotik-Guide
Astrid-Christina Richtsfeld
3-499-60680-1

**Bei der nächsten Frau
wird alles anders**
Was Männer sich sparen können

Astrid-Christina Richtsfeld
3-499-61116-3

Du siehst gut aus!
Der Pflege-Guide für Männer
Astrid Wronsky
3-499-60848-0

Der Style-Guide
*Mode-Ratgeber für Männer
Profitipps rund ums Outfit*
Bernhard Roetzel

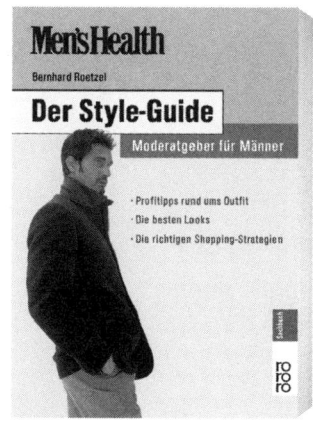

3-499-61323-9